사람을 살리는 음식
사람을 죽이는 음식

사람을 살리는 음식
사람을 죽이는 음식

초판 1쇄 | 2015년 2월 5일
초판 2쇄 | 2015년 3월 11일

지은이 | 최철한
펴낸이 | 설응도
펴낸곳 | 라의눈

편집장 | 김지현
책임편집 | 안은주
마케팅 | 김홍석
경영지원 | 설효섭
디자인 | Kewpiedoll Design

출판등록 | 2014년 1월 13일(제2014-000011호)
주소 | 서울시 서초중앙로 29길(반포동) 낙강빌딩 2층
전화번호 | 02-466-1283
팩스번호 | 02-466-1301
전자우편 | eyeofrabooks@gmail.com

이 책의 저작권은 저자와 출판사에 있습니다.
서면에 의한 저자와 출판사의 허락 없이 책의 전부 또는 일부 내용을 사용할 수 없습니다.

ISBN : 979-11-86039-15-1 13510

잘못 만들어진 책은 구입처나 본사에서 교환해 드립니다.
책값은 뒤표지에 있습니다.
라의눈에서는 독자 여러분의 소중한 아이디어와 원고 투고를 기다리고 있습니다.

사람을 살리는 음식

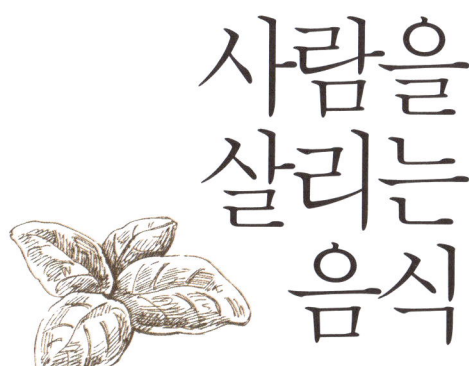

동의보감과
천기누설에는 없는
위대한 생태음식 이야기

사람을 죽이는 음식

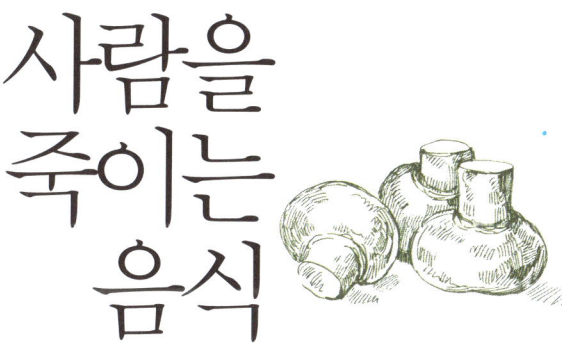

최철한 지음

라의눈

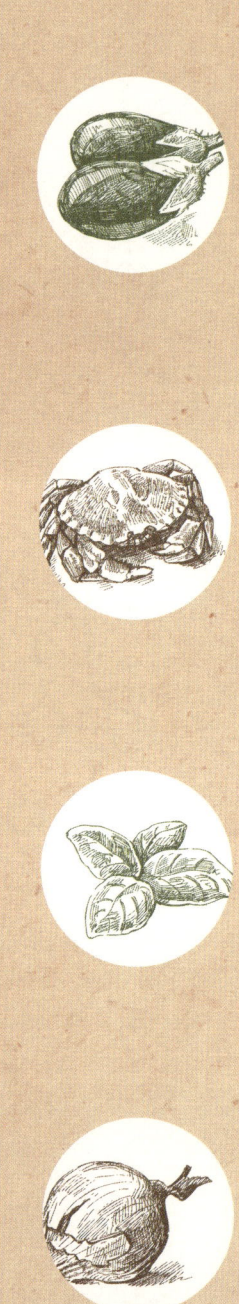

아무리 좋은 음식과 보약을 복용하더라도 양생술 養生術을 모르면 장수하기 힘들다.
양생의 길은 언제나 과로를 피하고 감당하기 어려운 것을 강행하느라고 무리하여서는 안 된다.
흐르는 물은 썩지 않고 여닫는 문지도리가 좀이 안 먹는 것은 언제나 운동을 하고 있기 때문이다.
양생의 길은 한 가지 일에 너무 오래 집착하여서는 안 되며 오래 걷는 것, 오래 서 있는 것, 오래 앉아 있는 것,
오래 누워 있는 것, 오래 보는 것, 오래 듣는 것 등이 모두 수명을 손상시킨다.

- 허준 -

● 저자 서문

인삼 천 뿌리가
산삼 한 뿌리를 못 당하는 이유

인삼과 산삼에 들어 있는 몸에 좋은 성분을 사포닌이라고 한다.

만약에 둘에 들어 있는 사포닌이 똑같은 것이라면 계산기를 두드릴 필요도 없이 인삼을 먹는 편이 훨씬 경제적이다. 그런데 사람들은 죽자고 산삼을 찾는다. 뭐라고 딱히 설명할 길은 없지만 무의식적 수준에서 산삼 한 뿌리가 훨씬 효과가 강하다는 것을 알고 있기 때문이다. 즉 성분을 넘어선 무언가가 있다는 것이다.

그렇다면 그 '무언가'는 무엇일까?

아마 그것은 서양과학이 첨단 성분분석기를 돌려서도 찾아내지 못한 것이리라. 현대과학과 의학은 설명하지 못하는 그것, 필자는 그것을 기억, 노력, 에너지, 벡터, 운동성이라고 표현한다. 모든 생명체는 태어나는 그 순간부터 살아남기 위해 노력한다. 자연환경을 극복하며, 경쟁자들 틈에서 더 많은 자손을 퍼뜨리기 위해 최선을 다하는 것이다. 이런 투쟁과 노력의 기억은 고스란히 생명체에 각인되고, 우리 인간이 취했을 때 약효란 형태로 나타난다.

사람이나 약초, 식물, 동물 모두 역경을 이길수록 강해진다. 비료와 보조제를 듬뿍 주어 키운 인삼은 통통하게 살이 오르지만 약효가 떨어진다. 높은 산 척박한 땅에서 눈비를 맞으며 더운 여름과 추운 겨울을 수십 번 보낸 산삼의 약효를 따라올 수가 없다. 인삼에는 산삼이 기울인 투쟁의 역사와 노력이 없기 때문이다.

생명체의 노력과 기억은 우리 몸속에서 그대로 재현된다.

모든 물질을 성분으로만 보는 사람들은 도저히 이해하지 못할 것이다. 하지만 현대 의학이 찾아내지 못했다는 것이 존재하지 않는다는 것은 아니다. '아직' 찾아내지 못했고, 설명하지 못했다는 의미일 뿐이다. 그러나 그것은 약성이라는 이름으로 경험적으로 증명된다. 똑같은 녹용이라도 혹독한 겨울을 이기고 살아남은 시베리아 사슴의 녹용을 최고로 친다. 항암작용으로 유명해진 홍경천이란 고산 약초는 해발 5000미터에 사는 티베트 산이 가장 유명하다. 오메가3는 더 깊은 바다에 사는 생선에서 채취할수록 고급 원료이다. 우리가 추가 비용을 지불하는 대상은 성분이 아니라, 그 생명체가 살아남기 위해 기울인 노력과 기억인 것이다.

우리는 지금 건강 정보가 넘쳐나는 시대에 살고 있다.

미디어는 연일 어디엔 어떤 약초가 좋고, 어떤 질병엔 어떤 식품이 좋다는 정보를 쏟아내고 있다. 다 외울 수도 없고, 먹을 수도 없다. 그런데 골치 아프다는 이유로 외면하자니 어쩐지 불안하다. 이런 분들께 "모든 생명체가 살아남기 위해 기울인 노력이 약효다."란 이 책의 기본원리가 도움이 될 것이다.

선인장, 알로에 등 몸의 형태를 변화시켜 수분을 머금기 위해 노력한 사막식물을 먹으면 진액을 보존하려는 노력이 내 몸속에서 재현된다. 물속에 살면서 물을 빼내기 위해 노력하는 잉어, 가물치, 미역을 먹으면 몸속 붓기를 뺄 수 있다. 이른 봄 딱딱한 씨앗과 언 땅을 뚫고 솟아난 싹은 체기, 멍울 등 막힌 것을 뚫는 효능을 발휘한다. 식후에 보리길금으로 만든 단술을 마시고, 술독을 풀려고 콩나물국을 먹고, 춘곤증이 심할 때 봄나물을 먹는 것이 다 이런 이유 때문이다.

생명체의 이런 노력과 운동성을 관찰해 치료에 이용해온 것이 한의학이다. 또 우리 조상들은 이러한 원리를 음식문화로 발전시켜왔다. 100년이 넘도록 유지되어온 음식문화에는 반드시 이유가 있다. 요리 행위는 먹거리의 기억에 또 하나의 기억이 추가되는 과정이다. 같은 음식이라도 생으로 먹을 때와 익혀 먹을 때 효능이 다르고, 쌀을 밥으로 먹을 때와 떡으로 먹을 때 효능이 다르다. 같은 재료, 같은 요리방법이라도 누가 만드느냐에 따라 효능이 달라진다. 식당 음식과 엄마가 만든 음식이 어떻게 같을 수 있겠는가.

이 책은 '어디에 무엇이 좋다.'가 아니라 '왜 그런가?'를 설명한다.

한마디로 원리를 설명하고 있으므로 건강정보의 홍수 속에서 가족을 위해 어떤 음식을 식탁에 올려야 할지 스스로 판단할 수 있다. 아토피나 고혈압에 좋은 음식, 술자리가 잦은 직장인을 위한 음식, 수험생을 위한 음식, 무더위를 이길 수 있는 음식 등등, 우리 가족에게 어떤 식품이 필요한지 알 수 있게 되는 것이다. 아무쪼록 많은 분들이 이 책을 통해 더 생명력 넘치는 삶을 누리게 되기를 소망한다.

마지막으로 출간에 도움을 주신 이 땅의 산신령들과 많은 깨우침을 준 생명들에게 감사드린다. 형상의학이라는 큰 가르침을 주신 정행규 선생님과 본초학을 가르쳐 주신 당종해 선생님, 최호영 교수님, 강병수 교수님, 그리고 이 글을 쓰는데 많은 자극을 주신 윤옥희 교수님, 이종미 교수님, 이말순 선생님, 이정희 선생님께도 감사드린다.
 이 책의 교정을 위해 힘써 주신 최병현 원장님 부부와 박찬현 님, 최재희 님, 나근영 님, 윤영은 님, 그리고 장중엽 학생을 비롯한 생태약초학교(풀과나무) 학생들, 천지가 약초 대표 김현보 선생님에게도 감사드린다. 사진을 제공해 주신 세계 곳곳의 여러분들에게도 감사드린다. 끝으로 늘 밖으로만 도는 필자를 지지해준 아내와 지훈이, 김현실 선생님 그리고 양가 부모님들께 감사드린다.

최철한

◉ 추천사

최철한 박사는 본초 열정가다.

학교에서도 본초 동아리 활동을 열심히 하고 본초를 공부하러 우리나라 전국 곳곳의 산을 섭렵했으며 멀리 중국도 다녀왔다. 이런 노력과 열정이 모아져 이번 책이 나온 것이다. 이 책의 추천사를 쓰다가 문득 떠오른 단어가 먹거리는 과학이라는 것이다. 음식문화에는 조상들의 삶의 지혜가 담겨 있다. 생선이 나오면 항상 간장이 따라 나오는데, 간장은 생선의 독소 제거제이기 때문이다. 중국집에 가면 단무지가 나오는데 이는 밀가루 독을 없애기 위함이다. 횟집에서 회를 먹고 나면 물고기의 뼈를 삶은 매운탕 국물이 나오는데 이것은 고기의 독성을 없애기 위해서다. 그냥 입맛을 돋우기 위해 간장이 나오고 단무지가 나오는 것이 아니며, 물고기 뼈가 아까워서 매운탕을 끓이는 것이 아니다. 합당한 이유가 있기 때문이다.

약초는 성분뿐만 아니라 운동성도 가지고 있다. 운동성이란 환경에서 살아남으려고 노력한 기억을 말한다. 온실에서 재배한 배추보다 노지에서 재배한 배추가 생명력이 강하고, 양계장 닭보다 시골에서 놓아 키운 닭이 더 팔팔하고 건강하다.

우리나라는 태풍, 장마가 존재하는 극단적인 기후를 갖고 있다. 이런 환경에서 자라는 생물들은 모두 강한 생명력을 가졌다. 한반도는 종간의 경쟁이 치열한 지역이라 생명력이 충만하고, 따라서 약효가 뛰어나다. 우리가 매일 접하는 먹거리는 생명을 유지하는데 중요한 요소이다. 이 책은 우리가 생활 속에서 쉽게 접하는 음식과 약초를 한의학적 시각에서 쉽게 설명해놓았다.

이 책을 정독하면 건강에 도움이 될 뿐만 아니라 자연을 보는 눈도 달라질 것이다.

매일 밥상에 올라오는 음식과 약초들이 단순한 먹거리로 보이지 않고, 특별한 생존의 히스토리를 가진 생명체로 보이는 깊은 통찰에 이르게 될 것이다. 한의대생이나 요리 연구가들은 물론, 건강에 관심을 가진 사람이라면 꼭 한 번은 읽어봐야 할 양서이다. 적극 추천한다.

대한형상의학회 명예회장
정행규

● 추천사

최철한 원장님께서 주신 원고를 받고 너무 재미있게 읽었다. 전통음식연구가로 40여 년을 활동하면서 늘 궁금한 점이 있었다. 그런데 그 동안의 숙제가 풀린 듯하여, 부족하지만 기쁜 마음으로 이 글을 쓴다.

"밥이 보약이다." 예로부터 어른들에게 많이 듣던 말이다. 우리 음식이 보약이라는 의미인데, 이를 쉽게 설명할 길이 없었다. 최근에는 청와대 사랑채 한식체험관을 운영하면서 수많은 외국인들에게 한국음식이야말로 약식동원 음식이라고 설명하고 있다. 그런데 이 의미를 어떻게 설명할지가 늘 안고 있던 숙제였다.

지금까지의 영양학, 식품학, 조리학으로는 그 식품을 성분 중심으로밖에 설명할 수 없었다. 따라서 서양의 영양학만으로 가득 찬 내 머리로는 생각의 한계가 있을 수밖에 없었다. 이 숙제를 풀기 위해 중국에 가서 약선 공부도 해보고, 여러 곳을 다녀보기도 했다. 그래도 이해가 어렵고 쉽게 설명할 수 있는 방법을 찾지 못하던 차에, 한의사 선생님들을 만나 『동의보감』 공부를 시작한지 6년째가 되었다. 최철한 원장님도 그때 만나 지금까지 본초 강의를 듣고 있다.

이 책을 읽으면서 '아! 한국의 약식동원 음식을 이렇게 설명하면 되겠구나!' 하는 생각이 들어 너무 기뻤다. 이 책은 사물의 특성을 50여 가지로 분류하고 하나하나 예를 들어 설명하고 있다. "동식물은 모두 자신이 살아가는데 최적의 형태를 갖추고 있다. 그 형태를 보면 그 생물이 자신의 환경에서 살아남기 위해 어떤 노력을 하고 있는가를 유추할 수 있으며, 이 노력이 약효로 나타난다. 종이 같더라도 생태환경에 따라 형태가 달라지면 약효도 달라진다." 신토불이 식품(약재)을 너무나도 잘 설명하고 있는 구절이었다. 또한 식품과 약재의 효능을 형태, 색깔, 기, 맛, 성질, 시기, 산지, 약용부위 등 8가지 관점에서 재미있게 설명하고 있다.

  식품학자인 이성우 선생님은 『한국요리문화사』의 「동양판 영양학과 요리 원리」란 글에서 '약식동원, 음양오행설, 기, 미 등은 영양가를 표시한 일종의 동양 영양학'이라고 표현하셨다. 같은 내용을 한의학자와 식품학자가 조금 달리 표현했음을 알 수 있다. 그러나 식품과 약 사이에 선을 그어, 이것은 약이고 저것은 식품이라고 구분할 수는 없을 것 같다. 때로는 약이 식품이고 식품이 약이다.

  이 책은 최철한 원장님이 국내외에서 직접 관찰하고 경험한 내용을 바탕으로 식품과 약초에 대해 친절하게 설명하고 있으며 풍부한 자료 사진과 예시를 곁들여, 한의학을 전공하지 않은 일반인도 재미있게 읽고 실생활에 적용할 수 있을 것이라 생각한다. 한국 전통음식을 연구하시는 분들은 물론 건강한 식탁을 원하는 모든 분들께 추천한다.

청와대 사랑채 한식홍보관 한국요리와문화연구소장

윤옥희

● 차 례

저자 서문 ··· 6
추천사 ·· 10

Chapter 01 우리가 먹고 있는 것들의 비밀

세상에는 33가지의 물이 있다 ·································· 20
자연에는 있고 인공에는 없는 것 ······························ 30
북극여우와 사막여우가 다른 이유 ···························· 33
살아남은 힘이 약효다 ·· 37
허준은 약효를 어떻게 알아냈을까? ·························· 42

Chapter 02 몸속 막힌 것이 시원하게 뚫린다

싹은 체기를 뚫어준다 ·· 52
발효식품은 천연 소화제 ·· 57
뿌리가 클수록 소화를 잘 돕는다 ······························ 61
향기는 뭉친 기운을 풀어준다 ···································· 64
속 빈 식물은 막힌 구멍을 뚫는다 ······························ 68
넓은 잎은 흝어서 소화시킨다 ···································· 75
면, 떡, 빵은 겨울에 먹는 것이 좋다 ·························· 78
자장면엔 단무지가 단짝이다 ····································· 81

Chapter 03 술독과 소변은 순환으로 다스려라

술은 약인가, 독인가? ─────── 86
술안주와 해장은 덩굴식물로 ─────── 91
술독을 빼주는 껍데기 동물 ─────── 96
수생식물은 몸속을 정화한다 ─────── 101
소변이 잦을 때는 견과류와 닭똥집을 ─────── 105

Chapter 04 직장인, 임산부, 수험생 건강 지키기

기운 없는 남자에게 힘 좋은 물고기를 ─────── 110
젖이 부족한 임산부에게 족발을 ─────── 113
산후 조리에는 해산물과 덩굴식물을 ─────── 117
해독이 필요하면 시궁창 오리를 ─────── 121
불면증에 시달린다면 영지를 ─────── 124
황달엔 식물의 순과 미나리를 ─────── 127
두뇌가 좋아지는 먹거리 ─────── 131
눈이 밝아지는 먹거리 ─────── 136
뼈 건강과 곰탕의 관계 ─────── 141
과일을 가장 잘 먹는 방법 ─────── 145

Chapter 05 짜고 시고 쓰고 맵고 단 오미(五味)의 세계

붉은 식물은 약한 짠맛을 띤다 — 150
약한 신맛과 강한 신맛은 정반대 효과 — 156
기운 보충엔 약한 쓴맛, 화를 내릴 땐 강한 쓴맛 — 159
매운맛은 보약의 효과를 갉아먹는다 — 161
후끈한 맛은 속을 따뜻하게 데워준다 — 163
끝맛이 달아야 몸에 좋은 단맛 — 165

Chapter 06 보약보다 좋은 제철음식의 비밀

계절과 음식의 2가지 상관관계 — 168
봄이 봄을 이긴다 — 172
삼복 더위에는 이열치열이 정답 — 179
전어는 꼭 가을에 먹어야 한다 — 185
겨울밤, 메밀묵과 찹쌀떡을 먹는 이유 — 188

Chapter 07 사막부터 한대까지, 고산부터 심해까지

사막식물은 보습한다 — 194
능선식물은 풍(風)을 몰아낸다 — 196
고산식물은 산소를 공급해 암을 치료한다 — 200
심해 물고기는 뇌, 눈, 피에 좋다 — 206
한대지역 생물은 양기를 북돋는다 — 210
맑은 물에는 독초가 산다 — 215

Chapter 08 쌀도 가지가지, 먹는 방법도 가지가지

전 인류의 주식, 벼과 식물 ——————————— 220
좋은 쌀은 병도 고친다 ——————————— 225
백미, 현미, 발아현미 삼형제 —————————— 228
소화된 밥, 죽 ——————————————— 232
겨울엔 떡, 여름엔 미숫가루 ————————— 235

Chapter 09 모든 답은 자연 속에 있다

생태가 내 몸을 치료한다 ——————————— 240
백두산에 당근을 심는다면 ————————— 244
우리나라 약재의 효능이 좋은 이유 ——————— 247

참고자료 ———————————————— 254

The secret of vital food

Chapter 01

우리가 먹고 있는 것들의 비밀

건강하고 싶다면 꼭 알아야 할 물, 음식, 약초, 생태 이야기

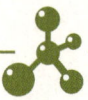

1
세상에는 33가지의 물이 있다

생명체에 있어 물의 중요성은 두말 할 필요가 없는 진리에 가깝다.

우리 자신의 몸도 그렇지만, 먹거리로 삼고 있는 곡식, 채소, 과일, 길짐승, 물짐승, 약초, 한약재에도 다 해당되는 말이다. 그러니 음식 이야기는 물 이야기부터 시작하는 게 마땅하다. 사람들은 흔히 좋은 물, 나쁜 물을 구분하는데, 과연 어떤 물이 좋은 물일까? 성분으로 따지면 모두 H_2O가 아닌가?

『동의보감』에 따르면 물에는 33가지 종류가 있다. 오늘날 마트의 생수도 그렇게 종류가 많지 않은데, 조선시대를 살았던 허준 선생은 어떤 기준으로 물을 이렇게 다양하게 분류했을까? 일단 계곡물, 우물물, 강물과 같이 물이 머물렀던 장소에 따라 분류했다. 다음엔 시간에 따른 분류다. 똑같은 계곡물이라도 아침에 뜬 물과 저녁에 뜬 물이 다르고, 봄에 뜬 물과 가을에 뜬 물이 다르다는 것이다.

여기까지는 이해가 될 듯도 하다. 그런데 허준 선생은 물의 운동성에 따라서도 분류를 했다. 완만하게 흐르는 강물, 힘차게 쏟아지는 폭포, 조용히 머물러 있는 우물물은 운동성이 다르므로 약재를 달일 때도 그에 맞는 물을 쓰라는 것이다. 계곡을 졸졸 흐르던 물이 절벽을 만나 폭포수가 되면 효능이 180도 달라진다는 말이다. 도대체 여기엔 어떤 비밀이 숨어 있을까?

정화수 한 그릇의 비밀

예전 우리 어머니들은 새벽녘에 일어나 우물에서 물 한 그릇을 정성껏 떠놓고 자식의 건강과 남편의 성공, 집안의 화목을 기원했다. 이른 새벽에 첫 번째로 길은 우물물을 정화수라고 한다. 꼭두새벽에 길은 물이든 오밤중에 길은 물이든 성분은 똑같이 H_2O다.

정화수라는 말을 만들어낸 우리 조상들은, 그리고 동의보감을 쓴 허준 선생은 성분이 아니라 물의 다른 측면을 본 것이다. 그리고 그것은 물이 간직한 기억이다. 기억이란 에너지, 기운, 감정이란 단어로 바꿀 수 있다. 새벽에 길어 올린 정화수는 새벽의 청정한 기운, 고요한 에너지, 숙연해지는 감정까지 담고 있다는 의미다. 서양과학을 맹신하고, 성분을 분석하면 전체를 알 수 있다고 생각하는 사람들은 이해하기 어려울 수도 있다.

오래 전 '물은 답을 알고 있다'란 책을 떠올려보자. 물에게 "사랑한다"는 말을 들려주면 물의 입자는 눈꽃송이처럼 반짝이는 결정을 형성한다. 같은 물에게 "망할 놈"이

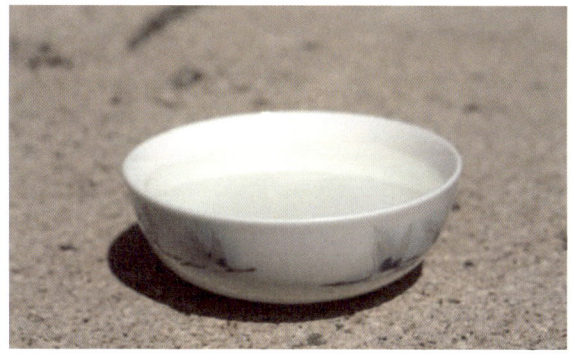

정화수

라고 하면 물의 입자는 보기 싫게 일그러진다. 사람의 감정이 에너지가 되어 물의 형태에 영향을 미친 것이다. 서양과학은 아직 이런 에너지를 인정하고 있지 않다. 아니, 측정할 능력이 없다는 것이 정확한 표현일 것이다.

물안에 블랙박스 있다

바닷물은 바다에서 일어난 모든 생명의 이야기를 기억하고 있고, 빙하는 수백만 년 지구 역사를 담고 있다. 수돗물, 편의점에 진열된 페트병 생수, 전자레인지로 데운 물 역시 자신의 기억, 파장, 에너지를 담고 있다.[1] 쉽게 말해 물 안에 기억장치가 있는 것이다.

무생물인 물이 어떤 에너지와 기운을 기억할 수 있다면, 생명체는 당연히 더 정확하고 생생한 기억을 갖고 있을 것이라 유추할 수 있다. 우리의 먹거리가 되는 식물과 동물 역시 자신이 살아온 히스토리를 간직하고 있다. 세상에 똑같은 물이 없듯, 똑같은 사과도 없는 것이다. 땅이 다르고 기후가 다르고 농사짓는 사람이 다르기 때문이다. 사과 속에 들어 있는 비타민과 미네랄, 과당이란 성분은 동일할지 모르지만 각각의 사과가 가진 기억은 다르므로 우리 몸속에 들어와 다른 효능을 발휘하는 것이다.

모든 생명체는 살아남기 위해 생태환경에 적응하며 살고 있다. 그 생명체가 일생 동안 기울인 노력과 기억이 있을 것이고, 그것이 고스란히 사람 몸속에서 약효로 재현된다. 한의학은 늘 이 개념에 충실해왔다. 약효는 성분에서 나오는 것이 아니라 기억, 노력, 에너지에서 나온다.

동의보감의 33가지 물

동의보감이 물을 분류하는 기준은 시간, 공간, 그리고 운동성이다. 1년 중 언제, 그리고 하루 중 언제 물을 떴느냐에 따라 효능이 달라지는 것이다. 또한 계곡이냐, 강이냐, 폭포냐, 우물이냐, 연못이냐에 따라서도 당연히 달라진다. 흐르는 물의 흐름, 운동 방향에 따라서도 분류할 수 있다. 여기서는 각각의 기준에 따라 대표적인 물 몇 가지만 소개하겠다.

◉ 시간의 기억에 따라서

① 정화수(井華水): 새벽에 처음 길은 물

하루 중 기온이 가장 낮은 새벽에 물은 가장 무거워진다. 이런 무거운 힘을 기억해서 머리, 얼굴, 눈, 입에 뜬 열을 아래로 눌러 내려 보낸다. 입 냄새를 없애고 얼굴색을 좋게 하며, 머리와 눈을 맑게 하는 데 가장 좋은 물이다.

② 납설수(臘雪水): 눈 녹은 물

섣달 납향에 내린 눈이 녹은 물로, 뼈에 사무치는 추위를 기억하고 있다. 이런 차가운 에너지로 급성 전염병, 술로 인한 고열, 황달, 중독을 풀어 준다. 돌림병과 온역을 치료하고, 술 먹은 뒤 갑자기 고열이 나면서 황달이 생긴 것을 치료하며, 온갖 독을 풀어준다.

③ 춘우수(春雨水): 정월에 처음 온 빗물

춘우수는 솟아오르는 봄기운을 기억하고 있다. 따라서 위장 기운이 약해서 소화가 안 되고 입맛 없는 춘곤증을 치료한다. 또한 양기가 부족해서 임신이 안 되는 부부의 경우, 정월의 빗물을 부부가 한잔씩 마시고 사랑을 하면 자식을 갖게 된다는 신효한 물이다.

④ **추로수**(秋露水): 가을 이슬

가을(fall)은 만물이 가라앉는 계절이다. 식물은 잎과 줄기가 시들면서 진액이 땅 속 뿌리로 돌아가고 동물은 땅 속, 집 속으로 들어가 동면을 준비한다. 가을 이슬 역시 가라앉는 에너지를 기억하고 있기 때문에, 정신 착란을 안정시키고 피부의 충(蟲)을 제거한다. 충은 습열로 인해 생기는데, 가을 이슬의 서늘하고 건조한 기운이 습열을 제거해주는 것이다.

 동의보감 따라잡기

가을이슬도 어디 맺히느냐에 따라 약효가 다르다

『동의보감』에 따르면 추로수(가을이슬)도 어디에 맺히느냐에 따라 효과가 다르다. 풀잎의 끄트머리에 맺힌 이슬은 온갖 병을 낫게 하고, 측백나무 잎 위의 이슬을 눈을 밝게 하고, 꽃 위의 이슬은 얼굴빛을 좋아지게 한다. 추로수는 가을의 수렴하고 말려죽이는 기운을 간직하고 있으므로 사수(邪祟)를 없애는 약을 달이거나 나충(癩虫) 및 개선충을 죽이는 약을 개어 붙이는데 쓴다.

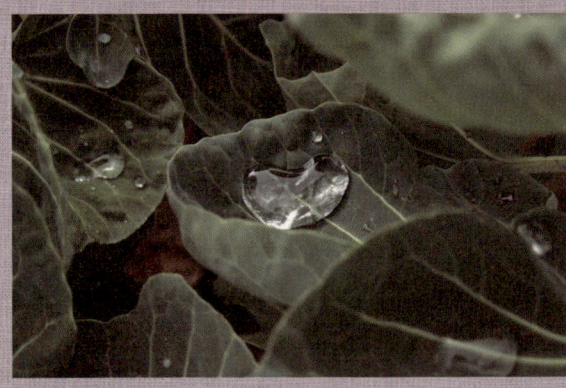

가을이슬 2008.10 Kareli

◉ 공간의 기억에 따라서

① **국화수**(菊花水): 국화 포기 밑에서 나는 물

옛날 촉나라에 먹으면 장수한다는 좋은 수원지가 있었다고 한다. 그 곳엔 국화가 많

아서 사계절 흐르는 물에서 국화 향이 나고, 그 물을 마시는 주민들은 모두 이백 세, 삼백 세까지 살았다고 한다. 국화 포기 밑에서 나는 물, 국화 담근 물로 차를 달이면 장수하는데 도움을 준다.

② **방제수**(方諸水): 밝은 달밤에 옥이나 조개껍데기에 받은 물

 눈을 밝게 하고, 마음을 안정시키며, 소아의 답답하고 열나면서 목마른 증세를 없애준다. 밤에 달빛을 받은 것은 보음(補陰)하는 작용이 있다. 조개껍데기는 약한 짠맛을 띠고 있는데, 석결명(石決明, 전복 껍데기)처럼 눈을 밝게 하는 효과가 있다. 또한 옥은 마음을 안정시키고 눈을 밝게 한다.

③ **옥정수**(玉井水): 옥 산지에서 나는 샘물

 옥이 있는 산골짜기에서 나오는 옥정수는 오래 먹으면 몸에서 윤기가 나고 흰머리가 사라진다. 산에 옥이 있으면 나무와 풀에서도 윤기가 난다. 산을 접하고 사는 사람들이 오래 사는 이유 중 하나일 것이다.

④ **벽해수**(碧海水): 바다의 짠 물

 강한 짠 맛은 살충해서 피부병을 치료하고, 활동성이 강하기 때문에 막혀서 부푼 것을 뚫어준다. 벽해수를 끓여서 목욕하면 풍으로 가려운 것(風瘙)과 옴, 아토피피부염을 치료한다. 한 홉을 마시면 토하거나 설사하게 하여 배가 부푼 것(臕脹)을 가라앉게 한다.

⑤ **온천**(溫泉): 더운 샘물

 유황은 양기를 보충하고, 피부의 충을 죽여서 피부가 허는 증상을 치료한다. 따라서 온천수는 냉증 질환과 피부질환에 매우 좋다. 온갖 풍으로 근골이 오그라들었거나, 피부 감각이 둔하거나, 손발이 말을 듣지 않거나, 한센병이 있다면 이 물로 목욕을 하

면 좋다. 하지만 온천수로 양기를 보충할 때는 사람의 기운도 같이 소모되므로, 꼭 잘 먹으면서 온천을 즐겨야 한다.

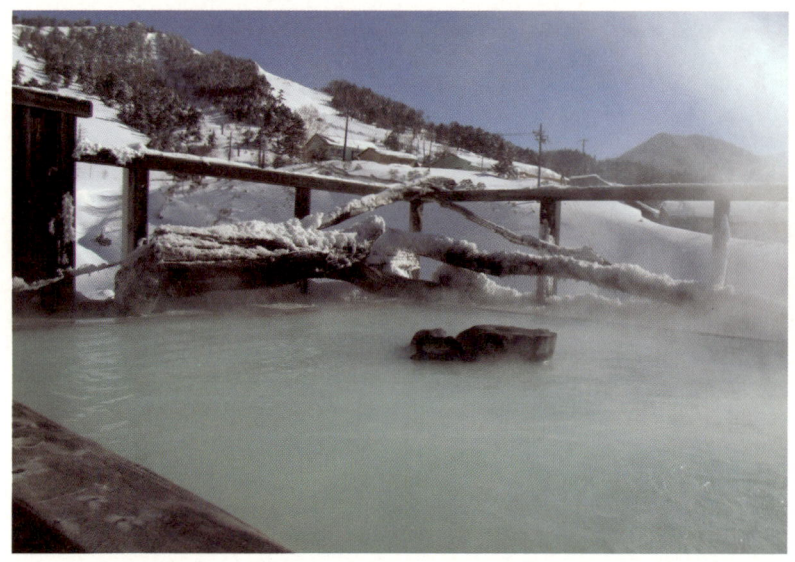

온천 2012.1 일본 万座温泉

⑥ 지장(地漿): 황토물

흙은 태양과 빗물에 수천, 수만 년 씻기면서 치우친 성질이 사라지고 무독해지고 담백해진다. 특히 땅을 3자 정도 파서 나오는 황토는 해독하는 힘이 강력하다. 지장수는 답답한 것을 풀어주고, 온갖 독을 해독한다. 독버섯을 먹으면 반드시 죽고 단풍나무 버섯을 먹으면 계속 웃다가 죽는데, 지장만 마시면 모두 낫는다고 전해진다.

◉ 물의 운동성에 따라서

① 천리수(千里水): 멀리서 흘러오는 강물

천리수는 산전수전을 다 겪은 사람처럼 천리를 흘러내려오면서 어떠한 장애도 뚫고, 어떠한 더러운 것도 휩쓸고 내려가는 기억을 갖고 있다. 손끝, 발끝 등 몸의 중심에서 멀리 떨어진 부위의 병을 치료하는 탕약을 달이거나 대소변을 통하게 할 때 쓴다.

② **역류수**(逆流水): 거슬러 돌아 흐르는 물

역류수는 천천히 흐르면서 휘돌아 물결치는 물이다. 거꾸로 흐르는 성질이 있기에 담음을 토하게 하는 약을 달일 때 쓴다.

③ **순류수**(順流水): 순순히 흐르는 물

순순히 아래로 좇아 흐르기에, 하초 허리와 무릎의 병증을 치료하거나 대소변을 통하게 하는 데 쓴다.

④ **급류수**(急流水): 여울에 빨리 흐르는 물

세고 급하게 흐르는 여울물로 폭포가 대표적이다. 폭포수는 강하게 하강하는 기운을 머금고 있어서, 폭포에서 발생하는 음이온은 천식, 불안, 불면, 비염 등 열이 상승하는 것을 억눌러 준다. 빠르고 급하게 아래까지 도달하므로, 특히 대소변을 통하게 하는 약 및 정강이 이하의 풍을 치료하는 약을 달일 때 쓴다.

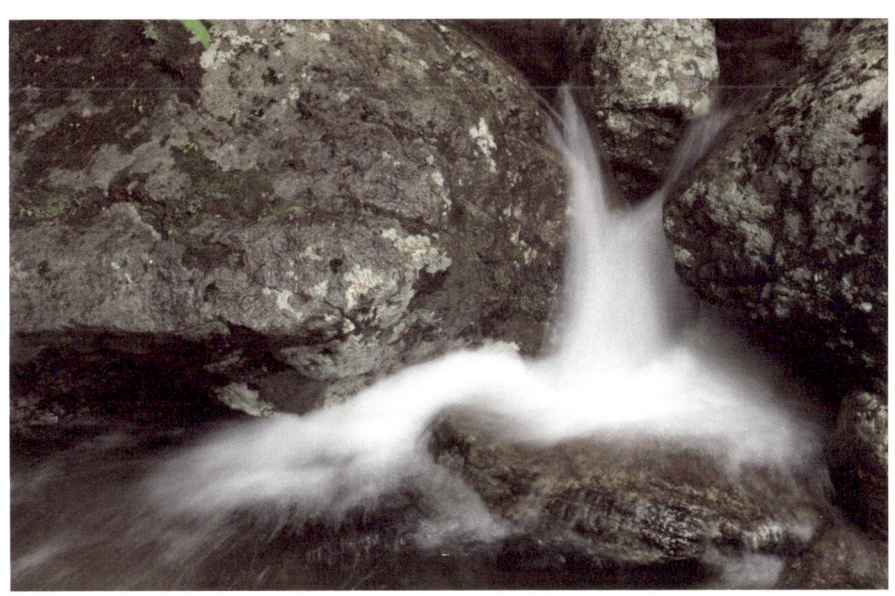

급류수 2008.6 지리산

⑤ **생숙탕**(生熟湯): 끓인 물과 찬물을 섞은 것

끓인 물의 입자는 100℃의 강한 운동성을 가지고 있으며 찬물은 그 반대다. 그런데 두 가지 물을 섞으면 당분간 물과 기름처럼 불안정한 상태가 유지된다. 동적 평형에 이르기까지는 시간이 걸리는 것이다. 곽란(위가 아프면서 토하고 설사하는 병증. 토하고 설사하지 못하면 위험하다)으로 위장에 탈이 났을 때 볶은 소금을 탄 생숙탕을 만들어 1~2되 마시면, 불안정한 에너지가 숙식이나 악독한 것을 토해내게 하므로 곧 증상이 호전된다.

⑥ **열탕**(熱湯): 끓인 물

찬 기운이 스며들어 손발이 시리고 저린 사람은 열탕으로 다리에서 무릎까지 데운 다음, 몸을 따뜻하게 보온해 땀을 내는 것이 좋다. 뜨거운 물은 양기를 돕고 경락을 운행시킨다.

> **아는 것이 약이다**
>
> ### 새벽에 뜬 정화수, 점심 때 먹어도 효과가 있을까?
>
> 물을 마시는 시간이 아니라 물을 뜨는 시간이 중요하다. 자연과 어우러져 흐르던 물이 자연에서 분리되는 시간을 기준으로 하면 된다. 정화수는 새벽에 떠서 점심에 먹어도 정화수요, 봄에 채취한 고로쇠약수는 여름에 마셔도 춘우수다. 물론 바로 마시는 것이 가장 좋다. 반대로 겨울에 뜬 물을 봄에 먹는다고 해서 춘우수가 될 수는 없다.

동의보감 따라잡기

내 몸에 딱 맞는 물 찾는 법

한의학에서 보는 '내 몸에 좋은 물'은 나에게 부족한 에너지, 운동성, 기억을 머금은 물이라 할 수 있다. 『동의보감』을 공부하다 보면 허준 선생이 약초를 설명하기에 앞서 33가지 물을 설명하신 깊은 뜻을 알게 된다.

혈액순환이 안 돼(혈액의 운동성이 떨어져) 손발이 차다면 온천이나 열탕에 몸을 담그는 것이 좋고, 급성 복통인데 토하거나 설사하지 못하는 위급상황이라면 급히 생숙탕을 만들어 마셔야 한다. 대소변이 시원치 않다면 상류의 물보다는 하류의 물, 혹은 멈춰있지 않고 계속 흐르는 물을 골라마셔야 한다.

간, 위장 등 몸에 독이 많아 해독이 필요한 분이라면 지장(地漿)을 마시고, 피부병이 있다면 온천이나 해수욕 또는 집에서 고농도 죽염수를 만들어 목욕하는 것이 좋다. 옥으로 만든 잔에 담아둔 물을 마시면 피부와 모발에 윤기가 난다. 봄에 춘곤증을 겪는다면 춘우수를 마셔야 한다. 봄기운을 받은 약수터 물, 봄철에 나오는 고로쇠약수, 자작나무약수 등이 좋다. 늘 머리와 눈이 맑지 않다면 이른 새벽 약수터에서 뜬 정화수가 좋다.

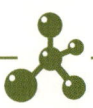

2
자연에는 있고 인공에는 없는 것

    2013년 12월, 비타민을 복용하던 전 세계 사람들을 깜짝 놀라게 한 뉴스가 나왔다. 하버드대 공공보건대학원 연구팀이 12년간의 연구 끝에 종합비타민과 미네랄 제품은 심장질환과 암 발생률, 기억력 저하를 막는 데 효과가 없다고 발표한 것이다. 연구팀은 종합비타민제 구입에 돈을 낭비하지 말고 과일, 야채, 견과류, 콩, 유제품 등을 먹으라고 권했다.

    천연의 비타민과 합성비타민은 분자식이 같지만, 천연 비타민이 훨씬 흡수율이 높다. 천연 비타민은 과다 복용으로 인한 부작용도 없다. 이 둘의 차이는 생명력의 차이다. 정확히 말하자면 이 둘은 삶의 기억이 다르다. 천연 식품과 인공 식품 역시 이와 같다.

기혈을 순환시키는 자연식품

생명체는 자연에 적응, 생존하기 위해 치열하게 움직인다. 즉 생명력, 운동성을 가지고 있다. 천연 식재료를 먹으면 이러한 기억이 내 몸에 재현돼 오장육부를 활성화시킨다.

천연식품을 맛으로 표현하자면 담담한 맛, 구수한 맛, 밥을 오래 씹었을 때 나오는 은은한 단맛이다. 한의학에서는 이를 담미(淡味)라 한다. 담미는 한자 그대로 물(水)에 불(火)과 불(火)이 작용한 것으로, 수증기가 되어서 돌아다닌다는 의미다. 그러므로 담미는 기혈을 잘 순환시키고 소변을 잘 나가게 하고, 몸을 근본적으로 보하면서도 살찌게 하지 않는다. 몸에 좋은 음식은 신맛, 쓴맛, 매운맛, 짠맛이 나면서도 끝맛이 반드시 은은하게 달다. 자연 숙성시킨 된장, 간장, 고추장 모두 끝맛이 달다. 이렇게 담미(淡味)를 겸하고 있어야 몸에 좋은 음식이라 할 수 있다.

동의보감 따라잡기

왜 음식을 오래 씹으라고 할까?

『동의보감』은 "담미(淡味)는 오래 먹어도 부작용이 없기에 사람에게 큰 공이 있다"고 말한다. 사람의 근본인 징엑(精), 기운(氣), 징신(神), 피(血)를 보충하는 것은 바로 이 딤미다. 자극적인 맛은 반대로 사람의 근본을 손상시킨다. 그런데 음식은 오래 씹을수록 담미가 강해진다. 밥도 첫맛은 그다지 달지 않지만, 오래 씹으면 단맛이 스며 나온다. 오래 씹어야 몸에 좋은 것은 당연한 일이다.

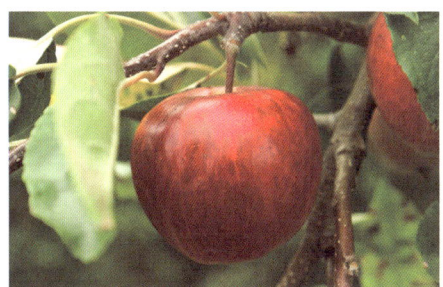

사과 2011.7 영국 Simon Thomas

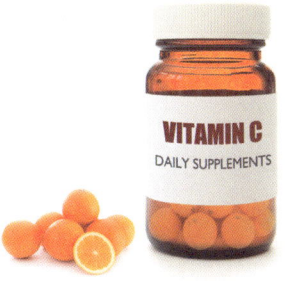

합성비타민 2007.12 Charlieaja

몸을 마비시키는 인공 식품

인공 식품은 성분을 추출, 합성한 것이라 생존의 기억이 없다. 생명력이 없으므로 움직임도 없다. 천연 식재료를 원료로 만든 가공 식품은 가공 과정 중에서 생명의 기억이 사라져 버리고 성분만 남는다. 인공 식품을 먹으면 오장육부가 움직이지 않으므로 기혈 순환에 장애가 오고 물살이 찌며, 동맥이 굳어지고 소변도 잘 나오지 않게 된다. 식사를 해도 밥이 내려가지 않아 더부룩하고 위하수가 생긴다. 대장의 연동운동도 느려져서 변비가 생기기도 한다.

인공 조미료가 많이 들어간 음식을 먹으면 첫맛은 자극적이라 당기지만 끝맛이 텁텁하다. 달달한 초콜릿도 끝맛은 텁텁하거나 쓰다. 텁텁하다는 말은 입안과 혀의 진액이 순환되지 않고 정지, 마비되었다는 말이다. 식당에서 식사 후 입안이 텁텁하면 "이 식당은 조미료를 많이 쓰나 봐!"라고 말하며 물을 많이 마신다.

물이 당기는 것은 정지, 마비된 것을 다시 흐르게 하려는 몸의 노력이다.

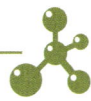

3
북극여우와 사막여우가 다른 이유

생물이 환경에 적응하는 방식은 세 가지다. 첫째는 유전이 되는 진화적 적응(adaptation)이다. 목이 긴 기린이나 코가 긴 코끼리가 그 예이다. 둘째는 유전되지 않는 개체의 변화(modification)다. 공을 많이 던진 투수의 한쪽 팔이 길어지는 것이 그 예이다. 셋째는 가역적인 조절(modulation)이다. 유전적으로는 같은 종이지만 환경에 따라 여러 형태가 나타나는 것을 일컫는데, 이를 생태형(ecotype)이라고 한다.[2] 생태형은 유전되지 않는다. 종이 같다고 해서 형태나 성질이 같은 것이 아니기 때문에, 약성에도 차이가 나는 것이다.

그 생명체가 어떤 환경에서 어떻게 살며 어떤 형태와 색깔을 갖고 있는지 자세히 살펴보면, 전문가가 아니더라도 음식의 효능과 약초의 약성을 짐작할 수 있다.

같은 여우 다른 외모

북극여우는 말초의 크기가 작고 둥글둥글하며, 체구가 크고 눈과 비슷한 흰색이다. 사막여우는 열 발산을 쉽게 하기 위해 몸집이 작고 귀가 크고 뾰족하며, 사막 모래와 비슷한 황토색이다.

사막에서 자라는 선인장은 수분을 보존하기 위해 잎이 가시로 변했고 기공의 수도 적으며 수분 증발을 억제하는 큐티클(cuticle) 층이 두껍게 발달했다. 사막에 사는 캥거루쥐는 물질 대사 과정에 나오는 대사 수분을 배설하지 않고 이용한다. 호수나 잔잔한 강물에 산란하는 물고기는 알을 적게 낳지만, 급류에 산란하는 물고기는 알을 많이 낳는다. 자주 벌초하는 골프장의 새포아풀은 들판의 새포아풀보다 이삭을 낮은 위치에서 맺어 종족 유지 가능성을 높인다.

사람 역시 환경에 적응하려고 노력한다. 흑인들의 피부색은 열대 지방의 따가운 햇볕 아래에서 자외선으로 인한 피해를 막기 위한 것이고, 백인들의 코가 높은 것은 추운 겨울에 들이마시는 차가운 공기를 가급적 따뜻하게 데워 폐로 보내려는 것이다. 고산지대에 사는 부족들이 유독 폐활량이 큰 것 역시 자신들의 환경에 적응하기 위한 나름대로의 대응책이다.[3]

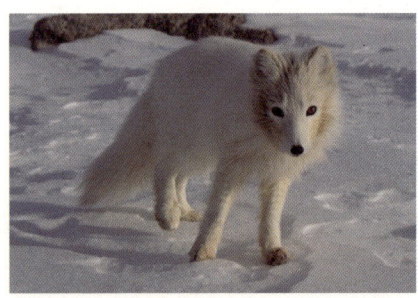

북극여우 2010.2 그린란드 Algkalv

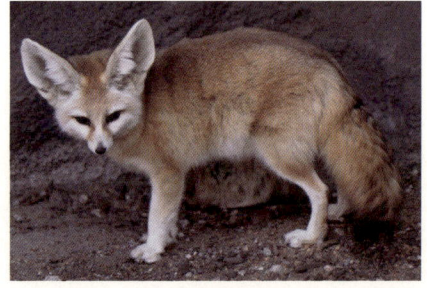

사막여우 2010.1 버지니아 Drew Avery

생태형(ecotype)의 사례

◉ 바닷가의 털 질경이

영국 북부 Orkney 섬의 바닷가 절벽에서 자라는 질경이과 식물인 Plantago maritima는 거센 해풍을 이기기 위해 잎에 털이 보송보송하다. 그런데 이 식물을 내륙으로 옮겨 심으면 털이 바로 사라져 버린다.[4] 우리나라의 바닷가에서 자라는 털 많은 개질경이 역시 육지로 가면 털 없는 질경이로 변해버린다.

생태형이 바뀌면 약성이 바뀐다. 털이 나서 해풍에 강한 식물은 풍을 이기는 효능(祛風)이 있지만, 털이 사라진 식물에겐 풍을 이기는 효능이 없다.

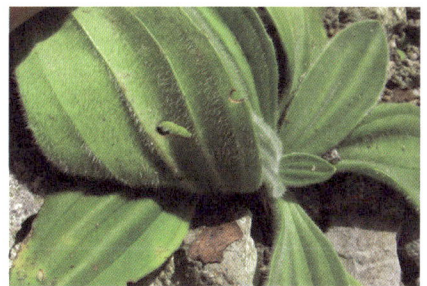

개질경이 2013.8 일본 山形県 Qwert1234

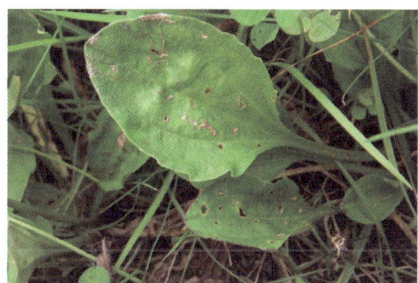

질경이 2008.9 일본 宮城県 Kinori

◉ 설악산 눈잣나무

눈잣나무란 누워서 자란다고 붙여진 이름으로, 소나무과 식물 중 가장 북쪽(북위 72°)까지 서식한다. 설악산 대청봉의 눈잣나무는 광합성을 통해 얻은 에너지의 대부분을 자신의 생명을 유지하고 자손을 만드는 데 쓰기 때문에 1년간 고작 1cm밖에 자라지 못한다. 바람이 불면 줄기가 옆으로 눕는데, 땅과 맞붙게 되면 그곳에서 새로운 줄기가 나와 바람에 날아가는 것을 막아준다. 마치 옆으로 기면서 자라는 것처럼 보인다. 중국에서는 눈잣나무를 천리를 기면서 자라는 소나무란 뜻으로 '千里松'이라 부르고, 서양에서는 키가 작기 때문에 '난쟁이소나무'라 한다. 강한 바람 속에서 살아가는 대청봉 눈잣나무는 기관지 질환에 효과가 있다. 바람에 적응하지 못해 생긴 기침, 천식을 치료하는 것이다.

그런데 이 눈잣나무를 평지에 옮겨 심으면 어떻게 될까? 일반 잣나무처럼 연필심같이 곧게 자라기 시작한다. 환경에 놀랍도록 잘 적응하는 것이다. 곧게 자라기 시작하면서 고산의 강풍에 버티던 힘이 사라지고, 그와 함께 기관지, 천식을 치료하는 효능도 약해진다. 종(species)이라는 선천적 요소뿐 아니라, 그 개체가 겪고 기억하는 후천적 환경도 중요한 것이다.

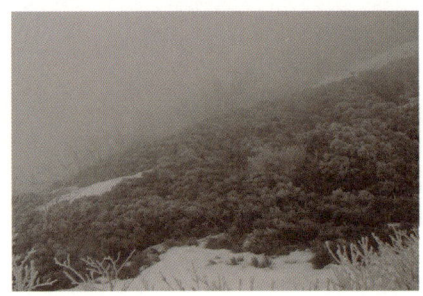

눈잣나무 2010.2 대청봉

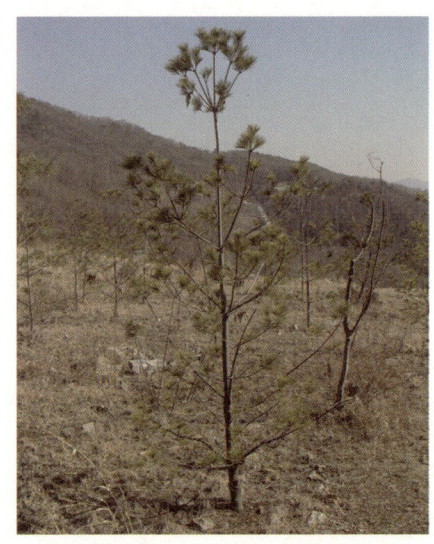

잣나무 2012.2 광주 노고봉

4
살아남은 힘이 약효다

우리는 어떤 음식과 약초에 효능이 있다고 하면 성분 분석부터 한다.

어떤 성분이 어디에 특효란 말이 나오면 서둘러 약으로, 건강보조식품으로 개발되어 불티나게 팔린다. 그런데 우리가 모르고 있는 것이 있다. 식품에서 한 성분만 추출하거나, 동일 성분을 실험실에서 합성하면 자연에서 존재하던 약효가 사라진다는 사실이다. 우리가 맹신하고 있는 성분 분석엔 다음과 같은 3가지 결정적 오류가 있다.

성분 분석의 오류

첫째, 성분을 100% 분석하는 것은 불가능하다.

우리는 있을 것이라고 예측하는 성분을 분석할 뿐, 미지의 성분 또는 소량의 성분을 다 밝혀낼 수 없다. 그래서 지금도 인삼에서 새로운 성분이 발견되었다는 기사가 나오는 것이다. 분석 기술이 발전할수록 더 밝혀지겠지만, 100%는 아니다. 그리고 그 소량의 성분이 약효의 핵심일 수도 있다.

둘째, 사포닌은 산삼이 아니고 성분은 약초가 아니다.

탄소(C)가 어떤 식으로 결합하느냐에 따라 어떤 것은 흑연이 되고, 어떤 것은 다이아몬드가 된다. 약초 역시 각각의 성분을 안다고 해서 약초 전체의 특성을 알 수 있는 것은 아니다. 성분의 효능과 약초 전체의 효능은 다른 차원의 문제다. 사포닌의 효능이 산삼의 효능과 같을 수는 없다. 한의학에서는 약초를 성분 차원이 아닌, 개체 차원에서 접근한다.

셋째, 질경이도 개성을 갖고 있다.

각각의 생명 개체는 공장에서 만든 제품처럼 표준화될 수 없다. 길바닥에 자라는 질경이도 다 비슷해 보이지만, 각각 엄마와 아빠가 있다. 유전자로 분석하면 누가 엄마이고, 아빠인지 밝혀낼 수 있다. 바람을 좋아하는 질경이, 조용함을 즐기는 질경이, 높이 자라서 세상을 구경하려는 질경이, 밝은 곳을 좋아하는 질경이 등등, 제각기 개성 넘치는 존재들이다.

> **아는 것이 약이다**
>
> **개똥쑥을 성분추출한 치료제는 왜 부작용이 생길까?**
>
> 개똥쑥에서 분리해낸 화합물인 artemisinin은 기존 약에 내성을 가진 말라리아 치료제로 사용되는데, 복용 시 여러 가지 부작용이 생긴다고 한다. 그런데 개똥쑥을 통째로 복용하면 부작용도 없고 치료효과도 더 좋다. 살아 있는 생명체에겐 그런 부작용을 완화시키는 힘이 들어 있다.[5]

약효는 벡터, 약성의 기준점은 나다

학창시절 배웠던 수학을 떠올려보자. 약초는 수학의 벡터(vector)와 같은 개념이다. 스칼라(scalar)는 무게, 길이 등 크기만을 가진 정적 개념이고, 벡터는 속도, 가속도, 힘 등 크기와 방향성을 동시에 갖고 있는 동적 개념이다. 약초는 성분과 함량뿐 아니라, 방향성(운동성)도 가지고 있다. 환경에 적응해서 살아남으려고 노력한 기억이 운동성으로 나타난 것이다.

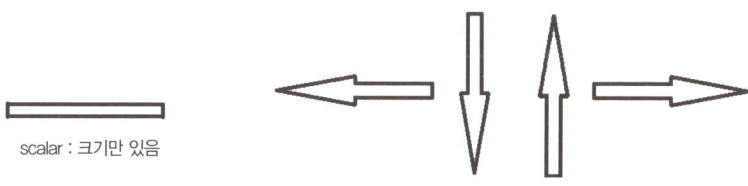

scalar : 크기만 있음

vector : 크기와 방향을 동시에 가짐

또한 약성이 어떻다 할 때, 그 기준점은 나 개인이다.

나를 기준으로 차다, 뜨겁다, 발산한다고 얘기하는 것이다. 사람마다 차고 뜨거운 것의 기준이 다르다. A에게는 어떤 약재가 따뜻하지만, B에게는 서늘하게 작용할 수도 있다. 티베트 고산에서 자라는 홍경천(紅景天)이라는 약재에는 세포 단위에 산소를 공급해주는 효과가 있다. 그런데 놀라운 사실이 있다. 백두산 2000m 높이에서 자라는 홍경천은 해발 30m에 사는 서울 사람에게는 그런 효과가 있지만, 해발 5000m에 사는 티베트 사람에게는 아무 효과가 없다는 것이다.

> **아는 것이 약이다**
>
> ### 나는 왜 상추를 먹어도 졸리지 않을까?
>
> 상추를 많이 먹으면 잠이 잘 온다는 사람도 있고, 잠이 안 오고 머리가 맑아진다는 사람도 있다. 상추는 쓴맛으로 열을 내리는 효과가 있다. 따라서 열이 많아서 잠 못 이루는 이에게는 잠을 잘 자게 해 주지만 몸이 찬 사람에게는 머리를 각성시켜 잠을 못 이루게 한다. 물론 복용량과도 관련이 있지만, 약성을 판단하는 기준점은 나 개인임을 잊지 말아야 한다.

자연에 사치는 없다

고양이의 털, 할미꽃의 털, 민들레의 털은 각자 그 나름의 이유가 있다. 이유 없이 존재하는 것은 없다. 자연은 예쁘게 꾸미려고, 사치하려고 만들어 놓은 것이 없다. 그 이유를 찾아서 사람에게 적용한 것이 한의학이다.

물고기, 해조류, 해초류 등 물속에 사는 생물은 사방에서 몰려 들어오는 물을 밖으로 빼내려고 끊임없이 노력한다. 산후에 부어 있는 몸을 풀려고 잉어, 붕어, 가물치, 미역국 등을 먹는 이유이다. 사막에 사는 선인장은 살아남기 위해 악착같이 물을 머금는다. 선인장, 알로에를 변비나 피부 건조증에 쓰는 이유다. 녹용 중에 알타이 녹용을 최고로 치는 것도 알타이 산맥 북쪽이 가장 춥기 때문이다. 이런 환경에서 자란 사슴의 뿔은 추위를 극복하기 위해 더 뜨거워진다. 이러한 자연의 노력들이 약성으로 나타난다. 하지만 이를 분해해 성분으로 추출하면 약성은 변하고 운동성은 사라진다.

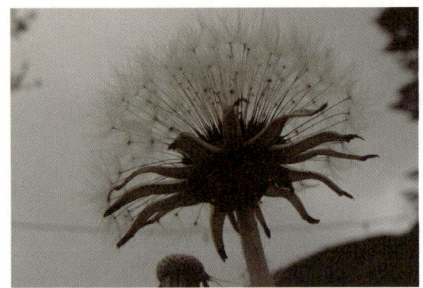

민들레 2004.5 명지산

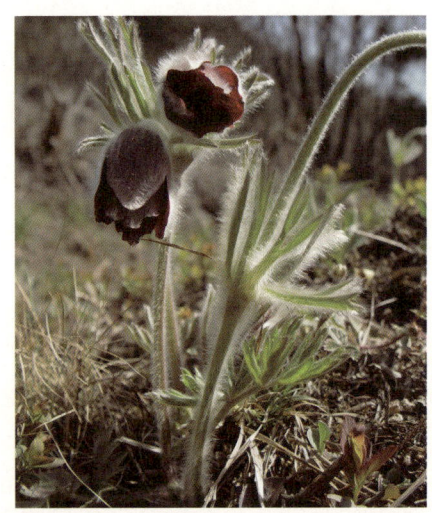

할미꽃 2004.4 예봉산

자연은 제각각 다르다

종(種, species)이 같다고 약효가 같은 것은 아니다. 풍족한 환경에서 재배된 1년생 인삼과 야생에서 온갖 고생을 하며 자란 100년 묵은 산삼이 같을 수는 없다. 이 둘의 사포닌 함량 비율이 1:100 이라면, 1년생 인삼 100뿌리를 먹는 것이 100년 묵은 산삼 1뿌리를 먹는 것보다 훨씬 경제적이다. 하지만 실제로는 그렇지 않다. 산삼이 생존하기 위해 100년 동안 기울인 노력(운동성, 생명력)이 1년생 인삼에는 없기 때문이다.

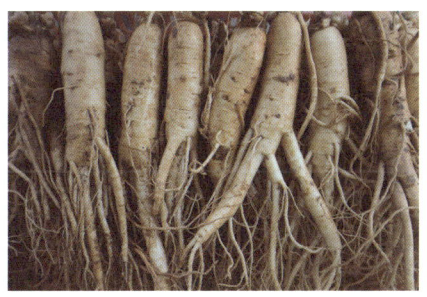

인삼 2014.9 천지가약초

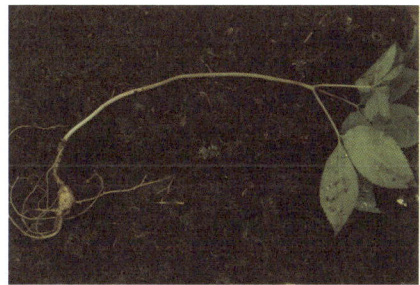

산삼 2011

양약의 주인공은 성분, 한약의 주인공은 약초

서양의학은 약초를 성분으로 특정화시키며, 각각의 성분에 어떤 효능이 있는지 연구한다. 조선시대 사약으로 쓰던 부자(附子)를 예로 들어보자. 부자엔 아코니틴(aconitine) 성분이 있어서, 속을 데우고 강심 작용을 한다. 서양의학은 부자라는 약초가 아닌 아코니틴이라는 성분을 주인공으로 실험, 임상이 진행된다.

한의학은 생태를 통해 약성을 추론하고 임상에서 검증한다. 부자는 왜 아코니틴을 만들었을까? 분명 심심해서는 아니었을 것이다. 생태환경에서 살아남기 위한 노력을 중심으로 부자라고 하는 약초 전체를 주인공으로 추론과 임상이 진행된다.

부자는 인간의 기준에서 보자면 춥고 습한 환경에 적응하기 위해 노력하고 있을 뿐이다. 그 과정 속에서 아코니틴 등이 만들어진다. 아마 부자는 자신이 뭘 만드는지도 모를 것이다. 한의학은 이런 노력을 약효로 이용한다. 부자는 인체 내부에서 속을 데우고 습을 제거하는 효과가 있다.

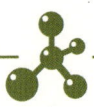

5
허준은 약효를 어떻게 알아냈을까?

일반인들도 아는 상식, 당귀는 보혈(補血)한다는 것이다. 그런데 옛사람들은 당귀가 보혈한다는 것을 어떻게 알아냈을까? 이 사람, 저 사람 먹여보다가 우연히 알아냈을까? 영적 능력이 뛰어난 사람이 알아냈을까? 아니면 산신령의 계시라도 받은 걸까?

『본초문답』『동의보감』『본초강목』『중화본초』 등의 책을 살펴보면 한의학이 약효를 찾아내는 과정을 알 수 있다. 형태, 색깔, 맛, 시간, 산지 등 8가지 관점에서 자연의 생태를 관찰하고 종합해서 일단 약효를 유추하고, 그 후 임상에서 검증하며 발전시켜 온 것이 한약이다.

형태(形)를 보면 약효가 보인다

동식물은 모두 자신이 살아가는데 최적의 형태를 갖추고 있다. 형태를 보면 그 생물이 자신의 환경에서 살아남기 위해 어떤 노력을 하고 있는가를 유추할 수 있으며, 이 노력이 약효로 나타난다.

◉ 동글동글한 다육식물

 선인장은 사막의 고온 건조한 환경에서 자라기 때문에 물을 보존하고 열을 발산하는 능력이 발달했다. 선인구는 그림에서 볼 수 있듯 공 모양이다. 눈을 둥글게 뭉쳐 눈사람으로 만들면 빨리 녹지 않는다. 물도 모여 있으면 증발 속도가 줄어든다. 선인구의 구형은 진액이 새어나가지 않도록 보존하려는 노력이다. 따라서 진액을 보충하는 효과가 있어 건성아토피, 건선, 변비 등에 좋다. 또한 사막의 열을 견뎌내므로, 피가 더워져 생기는 여러 가지 병증을 치료한다.

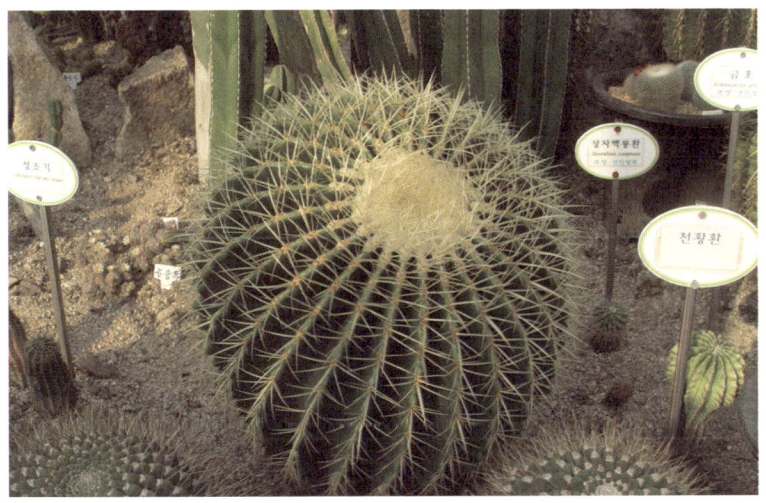

선인구 2009.4 어린이대공원

◉ 키 큰 나무

 메타세콰이어, 은행나무, 넓은잎삼나무 등은 키가 무척 크다. 과와 종이 다른 나무들도 키가 크다는 형태의 공통점으로 인해 비슷한 약효가 생긴다. 나무가 아파트 10

층 높이까지 자랐다면 그 뿌리는 어떠해야 하겠는가? 우선 그 높이까지 물을 퍼 올릴 수 있어야 한다. 또한 40m 나무의 몸통, 가지, 잎, 진액의 무게가 뿌리 쪽을 무겁게 짓누르고 있으므로, 뿌리껍질에 조그마한 상처가 나도 수액이 빠져나가면서 터져버리기 쉽다. 그러므로 뿌리껍질은 갑옷처럼 단단하고 두터워서 영양분, 진액이 빠져나가지 않게 해야 한다. 이런 특징이 약효로 나타난다. 펌프기 같이 퍼 올리는 힘은 머리와 표피까지 기운을 끌어올리는 힘으로 나타난다. 그리고 갑옷같이 단단하게 수렴하는 힘은 소변 잦은 것, 정액이 새는 것, 하혈 과다, 냉 등을 수렴해서 멎게 하는 약효로 나타난다.

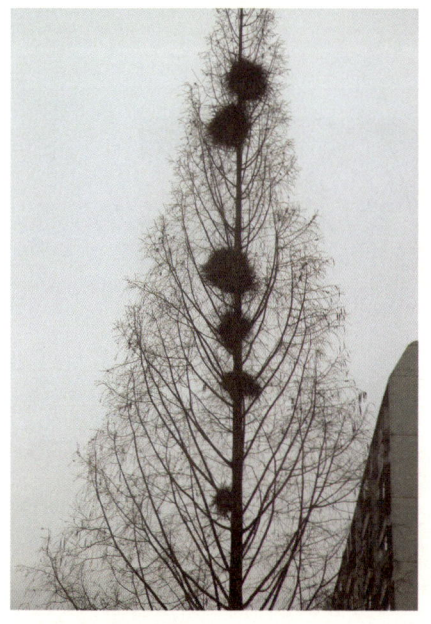

메타세콰이어 2008.3 서울 권헌준

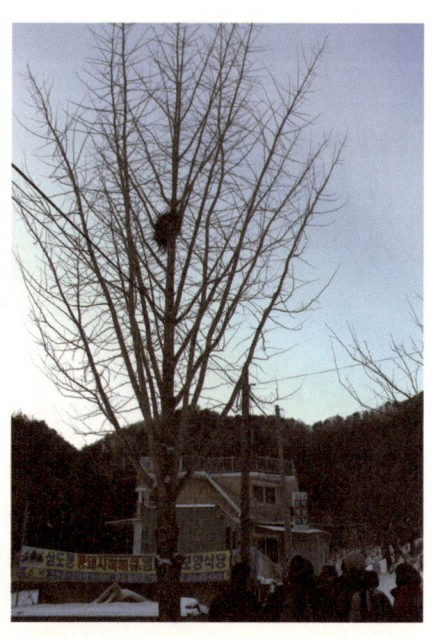

은행나무 2008.2 민주지산

색깔(色)은 오장의 깃발

닭을 잘 모르는 도시사람들도 닭장에 데려가면 우두머리 수탉을 찾을 수 있다. 덩치가 크고 볏이 서 있으며 눈빛이 강하고, 깃털의 색이 선명하며 윤기가 흐르기 때문이다. 이것이 색깔의 힘이다. 자연에 거짓은 없다. 왜 꼭 그 색깔을 띠어야 하는지 자연은 알고 있을 것이다. 한의학에서 푸른색은 간, 붉은색은 심장, 황토색은 비위, 흰색은 폐, 검은색은 신장(腎臟)과 연관되어 있다. 인산의학이 말하는 색소론은, 내게 부족한 색소를 공기나 약초를 통해 공급받으라고 한다. 한의학에서 간은 푸른색인데, 간이 안 좋으면 푸른색 색소를 머금은 다슬기를 먹어서 푸른색 색소를 보충하는 것이다.

한의학에서 사람을 진단할 때 색깔은 오장의 상태가 밖으로 드러난 것으로 본다. 온몸의 혈색, 눈동자의 색, 혀의 색 등 인체의 색깔은 오장의 깃발이라 할 수 있다.

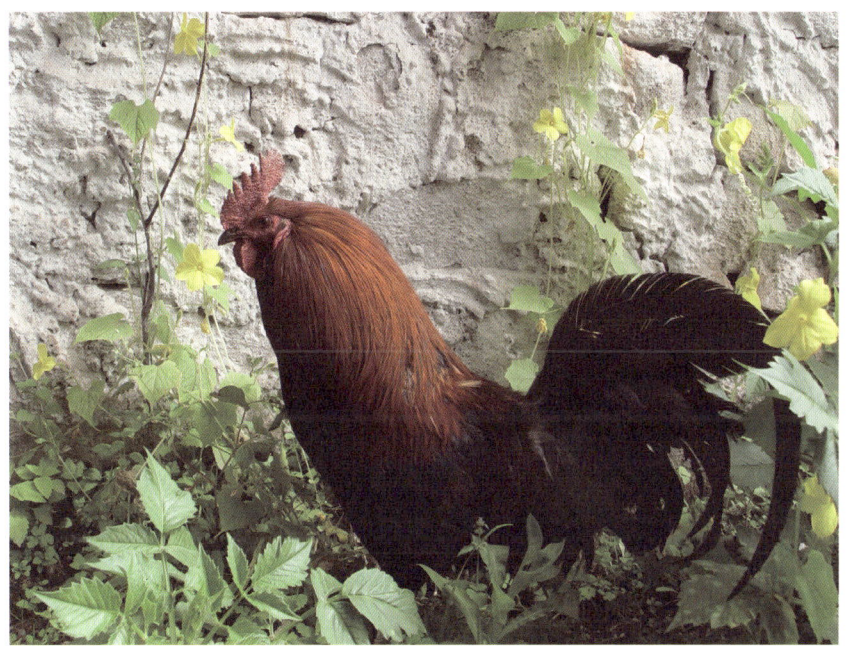

우두머리 수탉 2006.8 티베트

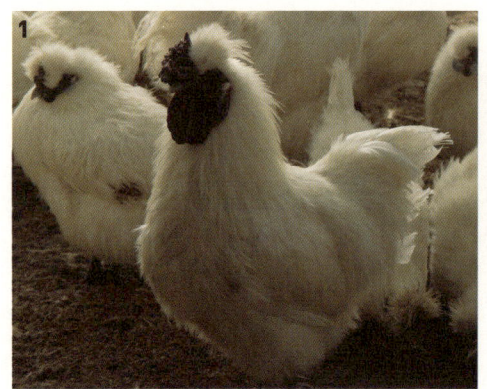
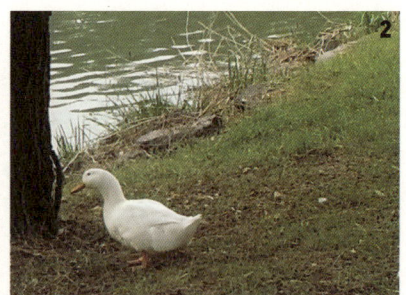
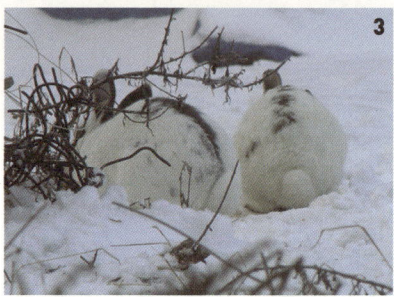

1 백오골계 **2** 흰오리 **3** 흰토끼

동의보감 따라잡기

백오골계와 흑염소의 비밀

동의보감에서 중금속의 독이나 단독(丹毒, 급성 접촉성 전염병)을 잘 풀어주는 약재를 찾아보면 공통점이 있다. 백오골계, 흰토끼, 흰오리, 백동과 같이 모두 흰색이다. 흰색이 해독과 관련이 있기 때문이다. 또한 수많은 흰염소를 두고 흑염소를 보약으로 먹는 것은, 수(水) 기운이 강한 흑염소가 같은 수(水) 기운인 신장(腎臟)을 보하기 때문이다.

뜨겁거나 서늘하거나 기(氣)의 차이

기는 약초나 음식이 차가운지 서늘한지 따뜻한지 뜨거운지를 의미한다. 생강차는 따뜻하고, 수박은 차다. 음식을 먹을 때 이것만 알아도 무척 유용하다. 봄에는 약간 서늘한 봄나물 위주로 먹고, 더운 여름에는 연잎밥, 호박잎밥 등을 먹으면 좋다. 가을에는 약간 따뜻한 추어탕, 대하 등을 먹고, 추운 겨울에는 뜨거운 염소고기, 양고기 등이 권할 만하다.

다섯 가지 맛(五味)의 비밀

맛은 한의학뿐 아니라, 약선 요리에서도 매우 중요하다. 신맛, 쓴맛, 단맛, 매운맛, 짠맛의 5가지 맛을 오미(五味)라고 한다. 감기에 걸리면 소주에 고춧가루를 타 먹는 것은 화한 맛의 소주와 매운맛의 고춧가루로 땀을 내게 해서 감기를 치료하려는 것이다. 체했을 때 매실차를 마시는 것은 강한 신맛으로 체한 것을 녹이려는 것이다. 술안주로 조개탕을 먹는 것은 조개껍데기의 약한 짠맛으로 술 때문에 생긴 가래를 제거하고 술독을 소변으로 빼내려는 것이다.

이렇게 맛은 구체적인 작용을 갖고 있다. 다만 맛에도 강한 맛과 약한 맛이 있으므로 이를 꼭 구분해야 한다. 오미는 이후에 더 자세하게 설명하겠다.

채취 시기와 약성(時)

한의학은 그 약초가 어느 시기에 자라던 것이며, 언제 채취한 것인지를 중시한다. 또 언제 복용하는가도 중요하다. 시간에 따라 약효가 달라질 수 있기 때문이다. 약초 채취에서 중요한 점은 그 약용 부위에 진액이 충만해야 한다는 것이다. 고로쇠약수는 2~3월이 제철이고, 4월에는 수액이 거의 나오지 않는다. 4~5월 봄나물은 진액이 많이 나오지만, 그 시기가 지나면 진액이 나오지 않는다. 꽃을 약으로 쓸 때는 꽃이 개화하기 직전, 꿀이 충만할 때 따서 쓴다. 진액이 충실할 때가 그 약용 부위를 채취할 때이다.

산지에 따른 효능 차이(産)

다른 집에서 자란 쌍둥이의 성격이 달라지듯, 같은 종이라도 산지에 따라 약효가 달라진다. 산의 북쪽 사면에서 자란 식물과 남쪽 사면에서 자란 식물이 다른 것이다. 쌀 하나만 봐도 그렇다. 동남아의 안남미와 우리나라 찰벼는 산지가 달라지면서 품종과 효능이 달라졌다. 무논에서 키운 쌀과 맨땅에서 키운 쌀, 바닷가에서 키운 쌀, 고산에서 키운 쌀은 효능이 다르다. 약초 또한 마찬가지다.

　온실에서 곱게 키운 식물은 자생력이 떨어진다. 더 독하고 엄격한 환경에서 키워야 약성이 강해진다. 진달래를 북극권에 심고, 열대에 심고, 사막에 심고, 바닷가에 심으면 산지에 따라 다른 생존 전략을 짜면서 다른 효능을 갖게 될 것이다. 이는 신약 개발의 중요한 단서가 된다.

약용 부위(用)

같은 식물이라도 꽃, 잎, 줄기, 껍질, 열매, 씨앗, 싹, 가지, 뿌리는 약효가 다르다. 그리고 과나 종이 다르더라도 꽃은 꽃끼리, 잎은 잎끼리, 싹은 싹끼리 공통된 약효가 있다. 술독 푸는데 좋은 지구자는 열매와 과병을 써야 한다. 딴 부분은 효과가 없다. 머리를 맑게 하려면 기본적으로 가벼운 꽃을 사용해야 한다. 소화를 도우려면 넓은 잎채소와 함께 먹어야 한다. 시중에는 식물의 종만 중시해 약용 부위가 아닌 다른 부분을 판매하는 경우도 있으므로 주의해야 한다.

모든 것을 통합한 성질(性)

사람은 오랜 시간을 두고 겪어 봐야 알 수 있다. 자연 역시 마찬가지다. 한의학이 궁극적으로 알고자 하는 것은 성질(性)이다. 어떤 성질을 갖고 있는지 파악하기 위해서 형태, 색깔, 기, 맛, 시간, 산지, 약용 부위를 탐구하는 것이다. 성질(性)만 파악되면 바로 약으로 쓸 수 있기 때문이다.

　동의보감에 이런 구절이 있다고 해보자. '이 약초는 맛이 달고 쓰며 따뜻하다. 입맛을 돋우고, 탈항을 치료한다. 그리고 중풍을 예방한다.' 이 한마디 말은 넓은 중국 대륙 전체에서 100년에 한 명 나올까 말까한 명의들이 기록한 것이다. 또한 2000년에 걸쳐 치열한 논쟁과 임상을 거치면서 대부분의 의가들이 동의한 내용들이다. 우리가 절대 흘려들을 수 있는 말이 아니다. 이것은 2000년의 시간과 동아시아라는 넓은 공간이 합의한 종합적 결론이다.

아는 것이 약이다

조선시대에 먹던 쌀은 없다

조선시대의 쌀은 지금의 쌀이 아니고, 동의보감에 나온 개고기는 지금의 개고기가 아니다. 자연은 항상 변한다. 위의 8가지 관점에서 현재의 자연을 재해석하고 그 효능을 리모델링해야 한다. 새로운 품종의 효능도 알아내야 한다. 약초의 효능이란 관점에서 우리 몸에 더 좋은 재배법도 계속 개발되어야 할 것이다.

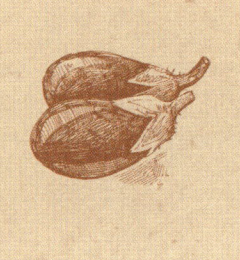

The secret of vital food

Chapter 02

몸속 막힌 것이 시원하게 뚫린다

싹, 발효식품, 큰 뿌리 채소, 속 빈 채소의 소화 이야기

1
싹은 체기를 뚫어준다

싹이란 씨앗 속의 생명이 씨앗 껍질과 땅을 뚫고 세상 밖으로 나온 것이다. 씨앗은 싹이 나오기 전 오랫동안, 자신이 세상에 나갈 때를 기다리기 위해 안테나를 켜두고 있다. 씨앗 껍질은 외부 지원 없이 내부의 유전자와 에너지를 장시간 보호해야 하므로 매우 단단하다. 모진 세상에서 살아남기 위한 온갖 장치가 갖춰진 것이 씨앗 껍질이

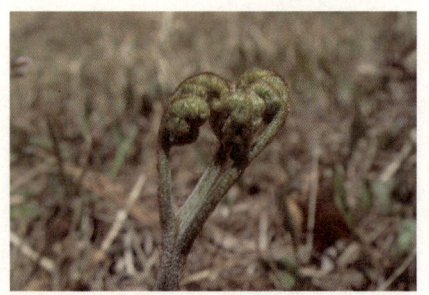

고사리의 싹 2009.4 함양

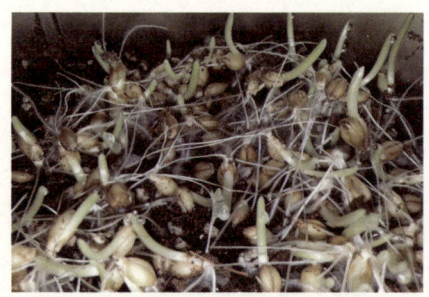

보리 싹 2014.1 서울

기 때문에, 사람이 먹어도 씨는 소화되지 않고 그냥 배설된다. 이스라엘에서는 2000년 전 대추야자 씨앗을 발굴해 발아시키는 데 성공했다. 껍질이 2000년의 세월을 버틴 것이다. 이렇게 단단한 껍질을 뚫고 나오는 싹은 강하게 뚫는 힘, 즉 수류탄 같은 폭발력을 가지고 있다.

체기는 뚫고, 독소는 씻어낸다

싹의 뚫는 힘은 인체 내에서는 체한 것을 뚫어서 소화가 잘 되도록 한다. 가슴이 답답하고 막힌 것, 젖가슴이 막혀서 부은 것, 옆구리나 아랫배가 뭉친 것, 음식에 체한 것을 풀어주는 것이다. 혈관이 막힌 것과 종양도 뚫어 준다. 보리길금(맥아), 조길금, 벼길금, 새싹나물, 콩나물, 숙주나물 등이 대표적이다. 길금이란 땅 속에 묻지 않고 싹을 낸 것을 말하는데, 길금은 모두 성질이 따뜻하고 소화가 안 된 것을 삭히는 효능이 있다.

『본초강목』에도 다음과 같이 이런 효능을 밝히고 있다. '보리길금, 벼길금, 조길금은 모두 쌀, 면, 과일 등의 체기를 풀어준다. 다만 체기가 있는 경우는 소화를 시키지만, 체기가 없는데 오래 먹으면 사람의 원기를 소모시킨다. 만약 오래 복용할 경우에는 백출 등과 같이 쓰면 해가 없다.' 식후에 보리길금으로 만든 단술을 먹어서 소화를 돕는 이유다.

◉ 세 상 을 놀 라 게 한 발 아 식 물 의 힘

1993년 독일의 막스 플랑크(Max Planck) 식품연구소의 발표로 전 세계가 발아곡식에 주목하게 되었다. 곡물이 싹을 틔우면 원래 씨앗과는 다른 영양소들을 머금게 된다. 발아현미는 비타민 · 아미노산 · 효소 · SOD(superoxide dismutase) 등 몸에 유용한 성분들이 증가하는데, 이런 영양소들은 자연치유력을 높이고 성인병을 예방하며 몸의 독소를 씻어내는 작용을 한다.

컴퓨터를 처음 샀을 때는 속도가 빠르지만, 이것저것 다운받다 보면 속도가 느려진다. 사람의 몸 역시 마찬가지다. 먹은 것을 다 소화시키지 못해 남은 찌꺼기나, 소화시킬 수 없는 강력한 이물질은 독으로 변해 질병을 일으킨다. 곡물의 싹은 막힌 것을 뚫고 독소를 씻어내어 내 몸을 리셋(reset)시켜 준다.

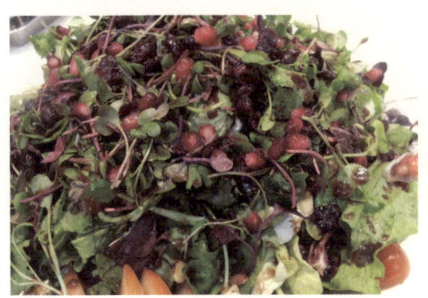

새싹나물 2013.12 서울 문성희

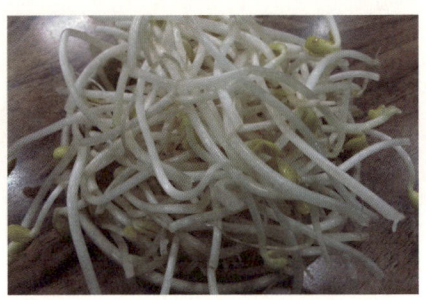

콩나물 2014.11 서울

아는 것이 약이다

모든 봄나물은 싹이다!

새싹만 싹이 아니다. 겨울의 언 땅을 뚫고나오는 모든 봄나물은 새싹의 기운을 갖고 있다. 냉이, 취나물, 쑥, 씀바귀, 민들레, 두릅, 괭이밥, 돌나물 등에는 기운을 끌어올리고 식욕을 돋우어 주는 효능이 있어 춘곤증에 아주 좋다.

새싹은 기운을 끌어올린다

봄기운(spring)을 받아 위로 자라 올라오는 새싹은 성장 속도가 빠르다. 칡 순은 하루에 50cm 이상 자라기도 하는데, 성장호르몬 분비를 촉진한다. 빨리 자라는 기운이 몸속에서 재현되기 때문이다. 칡 순과 보리 싹은 특히 성장호르몬 분비를 촉진해 성장을 도와준다.

또한 싹은 위로 솟구쳐 올라오는 습성 때문에, 머리까지 기운을 끌어올려준다. 그래서 춘곤증에 싹, 봄나물이 좋은 것이다. 보리길금, 벼길금, 조길금은 물론 콩나물, 새싹나물, 칡 순도 좋다. 기운이 올라가면 식욕도 좋아진다. 특히 싹의 쌉싸름한 맛, 새콤한 맛은 몸을 가볍게 하고 식욕을 돋우어 준다.

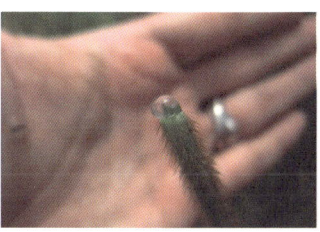
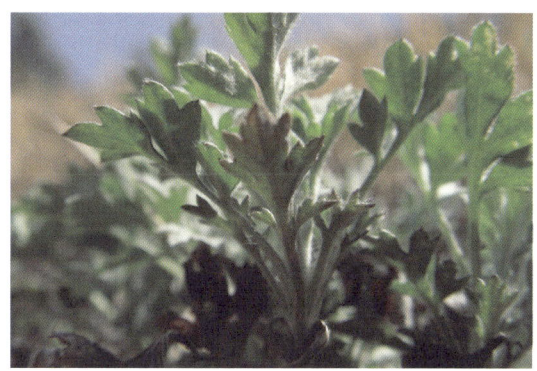

칡 순을 끊으면 진액이 솟아나온다(왼쪽)
2009.8 제주도 엄영신
쑥(오른쪽) 2009.4 함양

아는 것이 약이다

썩어가던 다리를 소생시킨 밀 새싹

리투아니아 출신의 자연요법 전문가 앤 위그모어(Ann Wigmore)박사는 미국으로 이주하면서 건강이 극도로 악화되었다. 정제식품과 가공식품이 원인이었다. 그런데 엎친 데 덮친 격으로 자동차 사고를 당해 병원으로부터 다리를 절단해야 한다는 통보를 받았다.
그는 수술을 거부하고 자연요법을 시작했다. 햇볕을 쬐면서 식물의 푸른 잎을 먹는 것이 그의 방법이었다. 그러다 겨울이 되어 채소 구하기가 힘들어지자 실내에서 새싹을 길러 먹기로 했다. 그러던 어느 날 새끼 고양이 한 마리가 여러 풀을 하나씩 냄새 맡더니 밀 순을 골라 씹는 것을 발견했다. 그 모습을 본 위그모어는 밀 새싹을 먹기 시작했고, 다리의 상처도 아물기 시작했다. 위그모어의 밀 새싹 요법은 당뇨병, 고혈압, 비만, 위염, 위궤양, 췌장 및 간의 질환, 천식 녹내장, 습진, 피부질환, 변비, 치질, 대장염, 관절염, 빈혈, 구취, 여성 질환 등 수없이 많은 질환에 탁월한 효과를 발휘했다고 한다.

보리 새싹의 칼슘은 우유의 11배

일본의 하기와라 요시히데(萩原義秀) 박사는 10년에 걸쳐 300여 종 이상의 채소와 곡류 새싹을 분석했다. 그리고 다음과 같은 결론을 내렸다. '보리 새싹에는 칼륨이 우유보다 55배 이상, 시금치보다 18배 이상이 들어있고, 칼슘은 우유의 11배가 넘으며, 철분 또한 시금치보다 5배 더 많다.' 지금까지 밝혀진 바에 의하면, 보리 새싹은 성장 촉진, 면역 강화, 항산화작용에 효과가 있으며 발암 억제, 소화성 궤양과 피부질환에도 뛰어난 효과를 보였다.

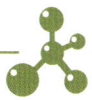

2
발효식품은 천연 소화제

비위가 안 좋다거나 약하다는 말을 많이 쓴다. 비위(脾胃)는 한의학에서 소화기관인데, 위(胃)는 음식을 받아들이는 역할을 하고, 비(脾)는 음식을 삭혀서 소화시키는 역할을 한다. 소화가 안 된다는 것은 비위의 받아들이고 삭히는 기능에 문제가 생긴 것이다.

발효란 몸에 유익하게 삭히는 것을 말한다. 그런데 발효식품은 이미 삭혀진 것으로, 그 작용이 우리 몸속에서 재현되는 것이다. 발효식품은 위장이 다 삭히지 못해 몸 여기저기에 남아 있던 덩어리, 종양, 근종 등도 삭혀 준다. 한의학에서는 발효 약재를 많이 써왔다. 소화제에 많이 들어가는 반하국(半夏麴), 신국(神麴)등이 그 예이다. 식초, 청국장, 김치, 요구르트 등 발효식품은 대부분 소화가 잘 된다.

우리나라는 발효 문화가 발달한 나라다. 술, 식초, 장, 김치, 젓갈 등 다양한 발효 방법이 개발되어왔다. 김치를 담가 먹는 식습관과 콩이 흔했던 지리적 특성 때문이었을 것이다. 특히 콩 발효가 발달해서 메주, 된장, 간장, 고추장, 청국장 등이 개발되었다.

동의보감은 발효식품을 쌀 발효, 콩 발효, 채소 발효, 젓갈로 나누고 있다.

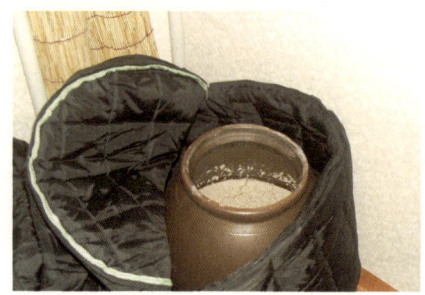

술 발효 2010.4 서울 류상욱

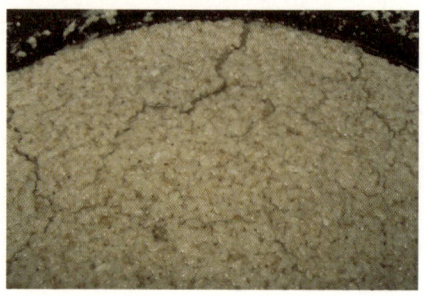

발효된 술 2010.4 서울

쌀 발효는 따뜻하다

◉ 술

뜨겁고 향이 강하다. 약 기운을 전신에 운행시키고, 온갖 사기와 나쁘고 독한 기운을 없애며, 혈맥을 통하게 하고, 소화기관을 두텁게 하며, 피부를 윤기 나게 한다. 화나게 하거나, 우울함을 없애거나, 흉금을 털어놓고 마음껏 이야기하게 한다. 술은 모든 경락을 쉬지 않고 운행시킬 수 있다.

◉ 식초

따뜻하고 시큼하다. 신맛이 강해서 염산, 황산처럼 뭉친 것, 종양 등을 뚫고 녹인다. 산후에 피를 많이 흘려 어지러운 것을 치료하고, 심통과 목이 아픈 것을 치료한다. 모든 물고기, 고기, 채소의 독을 풀어준다. 너무 많이 먹으면 살과 오장, 뼈를 손상시킨다. 약에 넣을 때는 2, 3년 묵은 쌀 식초가 좋은데, 이는 곡기가 완전하기 때문이다.

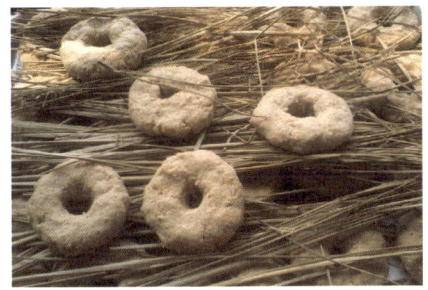
메주 2011.4 윤옥희

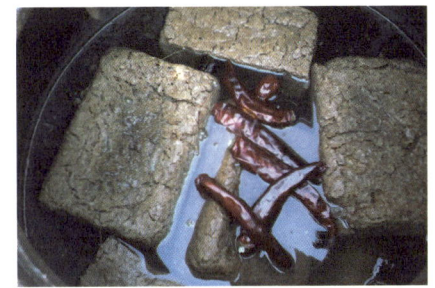
간장 담그기 2011.3 윤옥희

콩 발효는
서늘하다

◉ 청국장

성질이 차갑다. 땀을 내어 관절이 잘 소통하게 해주고, 독약에 중독된 것을 풀어준다. 콩이 근본이기에 해독과 소변을 잘 통하게 하고 비위와 콩팥 기능을 강화한다. 또한 발효를 통해 소화기를 뚫어주는 효능이 강화되었으며, 강한 향을 띤다. 가슴이 뭉쳐서 답답하고 열나는 것을 풀어주고, 대장 이상인 변비와 설사에 모두 좋으며 피부에 떠오른 열을 풀어준다. 치자와 배합되면 가슴에 맺힌 것을 토하게 하고, 총백(파의 흰 밑동)과 배합되면 땀을 낸다.

◉ 된 장

된장은 콩과 소금이 발효된 것으로 콩의 기본 성질인 해독력이 강하고, 다른 강한 음식과 같이 먹었을 때 중화시켜주는 효능이 있다. 단식 후 보식 기간에 된장국부터 먹는 것은 소화가 편하기 때문이다. 피부에 바르면 열을 내리고 해독한다. 해독력이 너무 강해 한약까지 해독해버릴 수 있기에 한약 복용 시엔 주의해야 한다. 통풍이 있는 사람도 주의하는 것이 좋다.

● 간장

　간장은 된장을 담글 때 생기는 부산물이다. 피부에 간장을 바르면 해독하고 살충하므로 화상과 벌레 물린 데 좋다. 그리고 간장으로 관장하면 대변을 잘 소통시킨다. 기본적으로 콩 원료를 사용하기에 해독력이 있다.

채소 발효, 김치

　김치의 종류는 매우 다양해서 김치의 효능을 한마디로 정의하기는 힘들다. 동의보감에 쓰인 김치의 효능은 다음과 같다. '배추를 시큼하게 발효시키면 위장의 담연을 토하게 할 수 있고, 비위를 보하며, 술이나 국수의 독을 풀어준다.' 즉 소화를 잘되게 해서 몸에 독소가 쌓이는 것을 막아준다는 의미다.

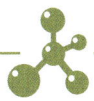

3
뿌리가 클수록
소화를 잘 돕는다

나무의 형태가 다양하듯 채소의 형태도 참 다양하다. 상추는 뿌리가 크지 않은데 잎이 계속해서 자라 올라온다. 배추 역시 뿌리는 별로 없지만, 풍성한 포기 형태로 자란다.

뿌리채소의 대표 격은 '무'다. 무를 보면 뿌리가 그 주인공이고 줄기와 잎은 장식용인 것처럼 느껴진다. 재배되는 무를 보면 뿌리 윗부분이 땅 밖으로 살짝 나와 있다. 무는 왜 이런 삶을 선택했고 어떤 약효를 가지고 있을까?

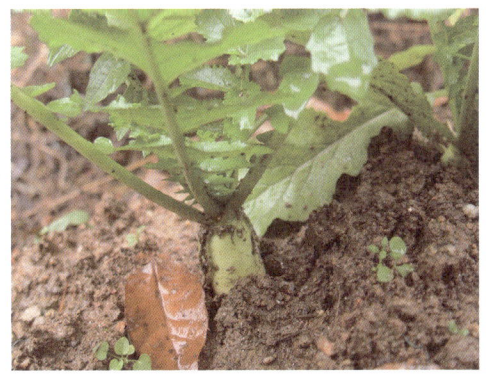

알타리무 2011.10 가평

무는 기운을 내려 보낸다

무의 핵심은 뿌리다. 무 잎의 역할은 광합성을 통해 만들어진 영양분을 뿌리로 내려 보내 뿌리를 키우는 것이다. 뿌리에 비해 잎이 턱없이 부족하다 보니, 뿌리 일부가 지상부로 튀어나와 광합성을 도와준다. 그래서 튀어나온 뿌리 부분은 녹색이다.

뿌리 자체는 흙보다 무거워야 흙을 파고 땅 속에 들어가서 생존할 수 있다. 그런데 무의 뿌리는 매우 굵기 때문에 일반 뿌리보다 더 무겁다. 무는 모든 영양분을 아래로 내려 보내려는 생태적 특징이 있으므로, 아래로 무겁게 가라앉으려는 약성이 강하다.

밥 먹고 소화 안 될 때, 동치미 국물을 먹으면 시원하게 내려가는 느낌이 든다. 라면, 자장면은 꼭 단무지와 함께 먹는다. 모두 무의 내려누르는 작용(下氣) 덕분이다. 고기를 먹을 때 쌈무에 싸서 먹고 치킨을 먹을 때 치킨무와 같이 먹는 것도 다 이런 이치다.

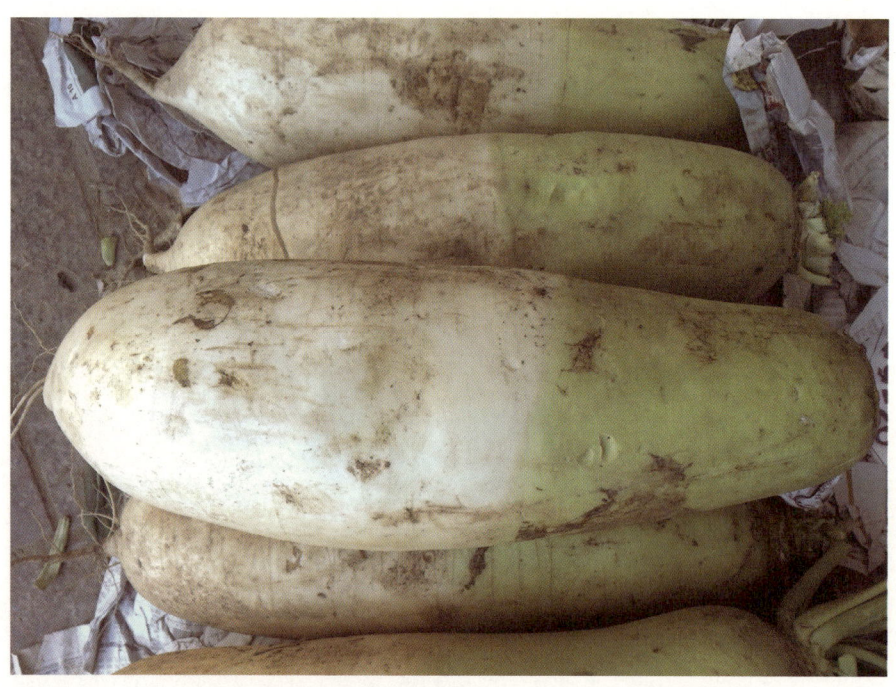

무 2014.9 부산

순무, 콜라비, 당근, 토란도 소화를 도와준다

무와 비슷하게 뿌리가 집중적으로 커지는 채소들도 소화시키고 하기(下氣)시키는 효능이 있다. 뿌리 비율이 크면 클수록 하기(下氣) 작용이 강하다. 무의 뿌리가 가장 크므로 일본에서는 아예 대근(大根)이라 부른다. 뿌리 비율이 좀 작은 순무, 콜라비, 당근, 토란도 소화에 도움이 된다.

순무는 무와 같은 십자화과 식물로 매운맛으로 소화시키고 하기(下氣)시킨다. 콜라비 또한 십자화과 식물로 소화를 돕고 소변을 잘 나가게 하며, 뱃속에 쌓인 것을 몰아내는 특징이 있다. 당근은 미나리과 식물인데도 소화 기능을 돕고 하기(下氣)시킨다. 토란은 위 식물들에 비해서는 잎이 큰 편이지만 뿌리 위주로 발달한다는 특징은 마찬가지다. 토란은 천남성과 식물로 소화를 돕고 속의 뭉친 것을 풀어준다.

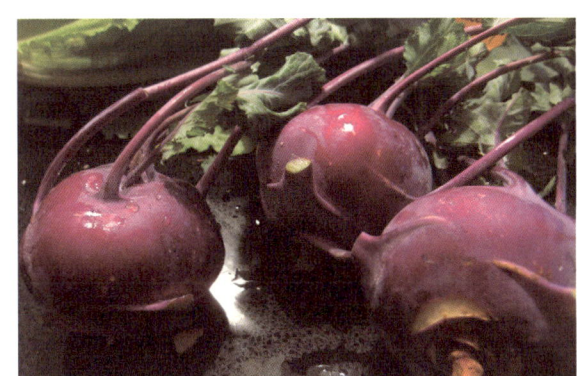

콜라비 2011.6 Barbara Wells

4
향기는 뭉친 기운을 풀어준다

실내에 꽃을 두면 그 향기가 집안 구석구석까지 퍼져나간다. 향을 피워도 향내가 멀리까지 퍼진다. 이렇게 향기는 퍼지고 흩어지는 습성이 있다. 이런 성질을 이용해서 인체의 뭉친 기운을 풀고 습을 제거할 수 있다.

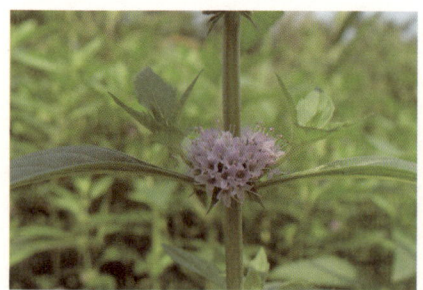

박하 2009.9 양재천

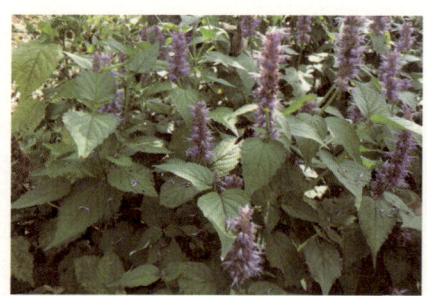

배초향(방아) 2014.9 울주

스트레스를 '푼다'고 하는 이유

스트레스를 받으면 기운이 뭉치기 때문에 체하거나 어깨가 뭉치고 머리가 아프다. 심하면 간이 뭉쳐 간경화가 발생하기도 한다. 한의학에서는 이런 증상을 기가 울체(鬱滯)되었다고 한다. 이때 쓰는 약초들은 대부분 향을 가지고 있다. 향(香)은 한의학의 오미 중 신미(辛味), 즉 매운맛에 해당한다. 귤껍질이나 박하, 생강, 향부자, 목향, 침향, 사향 등 향이 나는 약초를 써서 뭉친 기운을 흩어지게 한다.

스트레스를 많이 받는 직업을 가졌다면 집안에 향이나 향초를 피우면 도움이 된다. 기분도 상쾌해지고 뭉친 기운이 흩어지기 때문이다. 천궁이라는 약초를 주머니에 넣어 향을 자주 맡는 것도 좋은 방법이다.

◉ 여자들이 향수를 좋아할 수밖에 없다

동의보감은 "여자는 기운이 뭉치기 쉽고, 남자는 기운이 소모되기 쉽다"고 했다. 따라서 여자는 기를 풀어주는 쪽으로, 남자는 기를 보충하는 방향으로 치료한다. 길을 가다 보면 향수 냄새를 강하게 풍기고 다니는 여성이 있는데, 그만큼 기가 많이 뭉쳐 있는 상태라 이해하면 된다. 무의식적으로 기를 강하게 흩기 위해 향수를 진하게 뿌리는 것이다.

기운이 약한 사람이 향수를 진하게 사용하면 기운이 빠지고 머리가 아프며 속이 울렁거린다. 부족한 기운을 향수가 더 흩어버렸기 때문이다. 남자는 원래 기운이 잘 뭉치지 않기 때문에 향수를 바르지 않거나 약하게 바른다. 아로마 요법이 여성에게 더 적합한 것은 이런 이유 때문이다.

◉ 스트레스를 받으면 술이 당긴다

술은 휘발성이 강해 도수가 높은 술을 마시면 향이 뇌 속까지 금방 퍼지는 것을 느낄 수 있다. 그만큼 향이 강하다는 의미다. 술은 뭉친 기운, 스트레스를 풀어주는 효과가 있다. 향이 그런 역할을 하는 것이다. 술을 많이 마시면 속을 습하게 해서 더 뭉칠 수 있으며, 술의 종류에 따라 효과에 제법 큰 차이가 나니 주의해야 한다.

향기는 습을 흩는다

바람이 잠잠한 날, 저지대를 따라 안개가 자욱하게 끼는 경우가 많다. 안개 즉 습기는 무거워서 가라앉는 경향이 있다. 습이란 이렇게 순환이 되지 않아 정체되고 막힌 상태를 말한다.

술 먹은 다음날 몸이 무거워 꼼짝하기도 힘든 적이 있었을 것이다. 몸살, 춘곤증, 과로로 몸이 한 짐을 짊어진 것 같을 때, 식사 후 소화가 안 되고 더부룩할 때, 소변이 시원치 않을 때, 이런 상태를 몸에 습이 끼었다고 한다. 몸이 물먹은 스펀지 같다고 하는데, 정확한 표현이다.

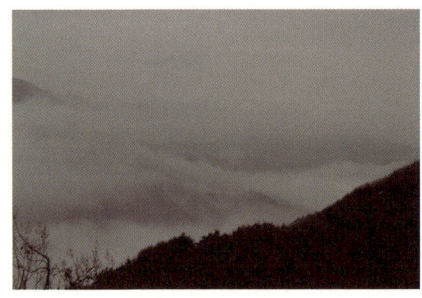

저지대의 안개 2006.1 지리산

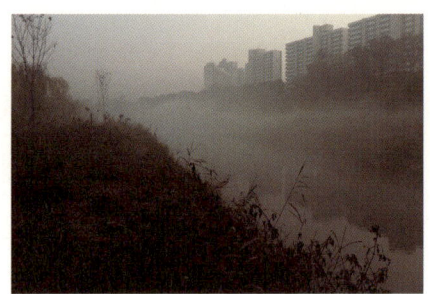

냇가의 안개 2013.11 양재천

자연에서는 바람이 불면 안개와 습기가 흩어진다. 몸속에서는 향기가 바람의 역할을 해서 습을 흩어준다. 이것을 한의학에서는 방향화습(芳香化濕) 작용이라고 한다. 따라서 숙취나 춘곤증으로 몸이 무거울 때는 유자 등 향기 나는 과일이나 깻잎, 배초향 등 향채를 먹는 것이 좋다. 향이 나는 칡꽃(葛花)이나 국화차, 귤껍질차, 허브티도 좋다. 술 먹고 몸이 무거우면 해장국을 먹는데, 얼큰한 맛과 매운 맛, 향기가 몸속 습을 흩어주는 것이다. 그래서 해장한다, 즉 속을 푼다고 표현한다.

아는 것이 약이다

영국엔 홍차, 사천지방엔 매운 요리가 발달한 이유

안개의 나라라고 하는 영국에서 향기 위주의 음료수인 커피와 홍차가 발달한 것은 당연한 일이다. 중국의 사천요리는 매운맛으로 유명하다. '촉(蜀)의 개는 해를 보면 짖는다'는 말이 있는데 촉나라는 지금의 사천지방이고 안개와 구름이 자주 끼어 해를 보기 힘들었다고 한다. 습이 많은 지역에서 습을 제거하기 위해 매운 요리가 발달한 것이다.

향기는 소화를 돕는다

식탁 위에 생마늘, 생파, 생무, 생고추, 깻잎 등 맵거나 향이 나는 음식이 올라오는 것은 체기를 풀고 습을 흩어주기 위함이다. 따라서 체하기 쉬운 음식, 소화가 안 되는 음식, 기름기 많은 음식, 즉 불고기, 삼겹살을 먹을 때 이런 향이 나는 반찬과 쌈을 싸서 먹는 것이다. 기름기 많은 중국 요리에서 향채를 많이 쓰는 것도 습을 흩어서 소화를 도와주기 때문이다.

장마철 등 습도가 높은 계절엔 인체 내부의 습도도 높아져 몸이 무겁고 소화도 잘 안 된다. 이런 경우에도 향이 나는 음식, 매운 음식이 적합하다. 동남아 등 습도가 높은 지방은 늘 향신료를 먹어서 습기를 극복하고 있다.

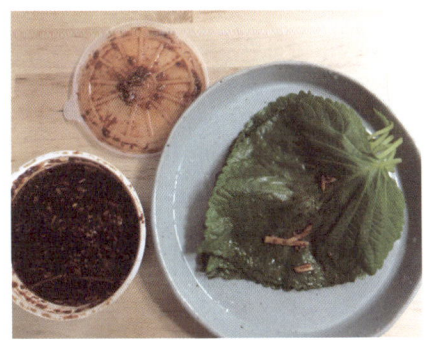

깻잎 2013.10 서울 문성희

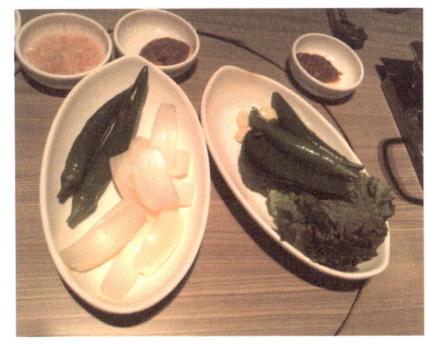

고추, 마늘, 양파 2014.9 서울 문성희

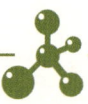

5
속 빈 식물은 막힌 구멍을 뚫는다

　인체는 여러 개의 구멍을 갖고 있는데, 이를 통해 안과 밖이 소통한다. 피부엔 땀구멍이 있고, 위장과 혈관은 원래 관, 즉 큰 구멍 모양이다. 또한 이목구비는 오장과 연결된 구멍이다. 이런 구멍들이 막히면 병이 된다. 피부의 땀구멍이 막히면 감기, 피부병이 생기고 위장이 막히면 체한다. 혈관이 막히면 중풍, 협심증, 심근경색 등 심혈관계 질환이 생긴다. 이목구비와 오장을 연결하는 구멍이 막히면 이목구비 기능에 문제가 생기거나 정신적 문제가 생긴다.
　그런데 속이 빈 채소는 피부, 위장, 혈관과 이목구비의 구멍이 막힌 것을 뚫는 효과가 있다.

피부를 뚫어 땀을 내게 한다

『동의보감 진액』 단방에 따르면 땀을 내는 대표적인 약초는 마황, 속새(木賊), 대파다. 이들은 모두 속이 비어 있다는 공통점이 있다. 채소 중에서도 속이 빈 채소가 제법 많은데 백합과 Allium속에 속하는 대파, 쪽파, 양파가 그것이다. 이런 채소들은 모두 땀구멍을 열어 준다.

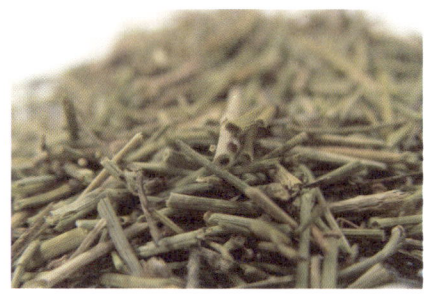

마황 2009.10 나눔제약

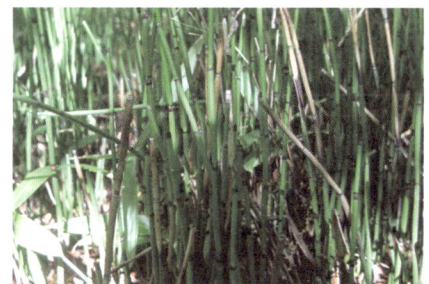

속새 2009.5 곰배령

◉ 대 파 와 쪽 파

대파는 매운맛과 따뜻한 성질을 갖고 있으며 속이 비어 있다. 이러한 특징 때문에 땀구멍을 열어 땀나게 해서 찬 기운을 몰아낸다. 그리고 몸의 또 다른 큰 구멍인 대소변 구멍도 뚫어 주기 때문에 대소변이 잘 나가지 않을 때도 좋다. 콧구멍이 막혔을 때도 대파를 복용하면 막힌 코를 뚫어준다. 뚫어만 주고 보충하는 효과는 없기 때문에, 동

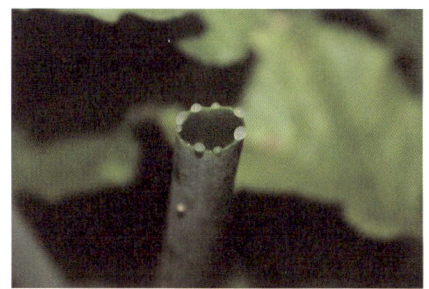

대파 2009.8 산청 조호경

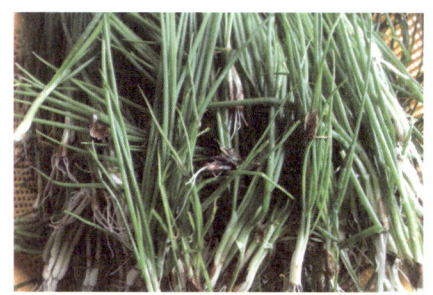

쪽파 2014.9 양산 강봉순

의보감에서는 '지나치게 먹으면 너무 땀을 흘리게 하고 뼈마디를 열어서 사람을 허약하게 만든다'고 주의시키고 있다.

쪽파도 속이 비어 있지만 대파보다 구멍이 훨씬 작다. 따라서 대파만큼은 아니지만 땀구멍을 열어주는 효과가 있다.

아는 것이 약이다

파김치를 대파 아닌 쪽파로 담는 이유

겨울철엔 찬 기운에 상하기 쉽다. 김장을 하면서 파김치를 담는데, 이는 겨울의 찬 기운을 몰아내기 위한 조상의 지혜라 할 수 있다. 그런데 왜 더 맵고 더 따뜻한 대파를 놔두고 쪽파로 김치를 담을까? 겨울철엔 너무 땀을 내면 안 되기 때문에, 대파가 아니라 쪽파를 선택한 것이다.

◉ 부추

부추도 대파처럼 매운맛과 따뜻한 성질을 갖고 있다. 그러나 같은 백합과 Allium속이지만 부추는 속이 비어 있지 않고 납작하므로 약성이 반대로 나타난다. 부추는 속을 따뜻하게 데우고 땀구멍을 닫는 역할을 한다.

더위를 먹어 속이 차가워져 입맛이 없고 땀을 줄줄 흘릴 때는 보신탕을 먹는다. 보

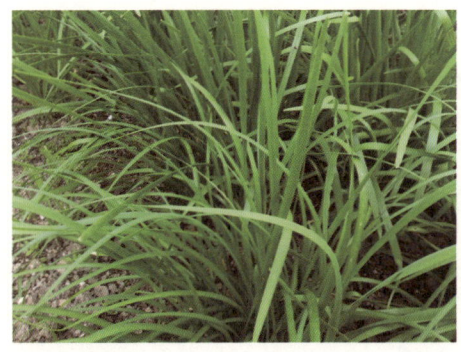

부추 2014.9 울주

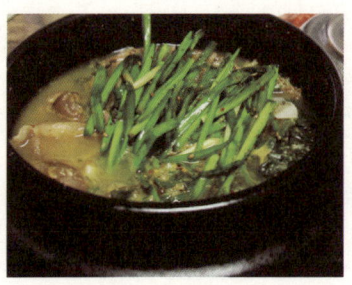

보신탕 + 부추 2014.9 서울 장중엽

신탕엔 대파가 들어가야 할까, 부추가 들어가야 할까? 보신탕엔 항상 부추가 들어가는 걸 보면, 정답은 부추다. 부추는 여름철에 더위 먹었을 때 정말 좋은 채소다. 물론 겨울철에도 속을 데워준다. 동의보감에 따르면 부추가 허약한 것을 보충하고, 허리와 무릎을 따뜻하게 해 주므로, 늘 먹는 것이 좋다.

◉ 고 추 는 흩 고 토 마 토 는 보 한 다

다른 과 식물도 알아보자. 가지과 식물엔 고추, 피망, 파프리카, 가지, 토마토, 방울토마토, 구기자, 까마중 등이 있다. 이 중 고추, 피망, 파프리카는 열매의 속이 비어 있고, 가지, 토마토, 방울토마토, 구기자, 까마중은 속이 꽉 차 있다. 속이 빈 것을 먹으면 몸속에서도 비게 만들려는 노력을 한다. 즉 구멍을 뚫어버리는 것이다.

속이 비어 있는 고추는 땀구멍을 열어서 맹렬하게 땀을 흘리게 만든다. 피망, 파프리카는 고추의 변종으로 고추만큼 맵지는 않다. 그러나 고추처럼 흩는 작용이 있기 때문에 음식을 흩어서 소화를 도우며, 땀구멍을 열어 피부를 풀어준다.

속이 꽉 찬 가지는 열을 식혀주고, 토마토, 구기자는 진액을 보충하는 작용이 강하다. 이들은 구멍을 뚫는 효과가 없다. 물론 속이 빈 것만으로 모든 것을 평가할 수는 없다. 매운맛 즉 신미(辛味)를 띠면서 속이 비어있을 때라야 구멍을 뚫는 힘이 강해진다.

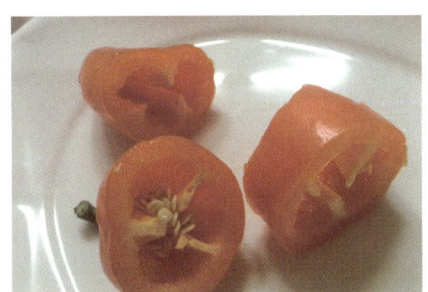

파프리카 2014.10 서울

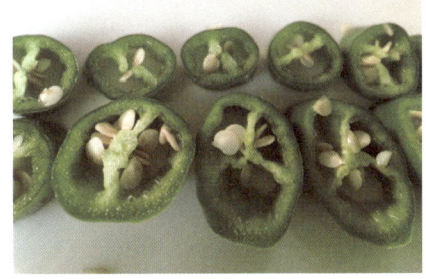

고추 2014.11 서울

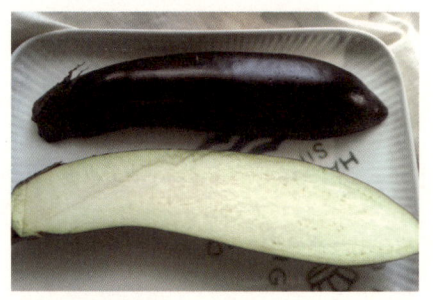

가지 2014.11 서울 최지훈

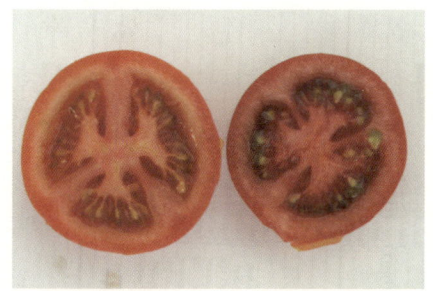

토마토 2007.2 Goldlocki

대나무는 혈관과 이목구비를 뚫는다

대나무는 벼과 식물로 속이 비어 있다. 우리나라에 사는 식물 중에서 속의 구멍이 가장 클 것이다. 구멍이 큰 만큼 뚫어주는 효능도 강력하다.

◉ 혈관을 청소하는 대나무 진액

대나무는 속이 비어 있다. 대나무를 잘라서 열을 가하면 속에서 진액이 새어나오는데, 이것을 죽력(竹瀝)이라고 한다. 죽력은 한마디로 대나무의 혈액이다. 죽력은 이목구비 등 얼굴에 난 구멍과 혈관에 작용하고, 머리에 뜬 열을 식혀 주며, 가래를 삭혀 준다. 이목구비에 얽힌 가래를 없애서 이목구비와 뇌의 기능을 원활하게 하고, 혈관을 청소해서 혈액을 맑게 하며, 뇌, 심장 등이 막힌 것을 뚫어 준다.

한마디로 눈코입귀의 구멍을 원활하게 뚫어 주고, 혈관, 심장, 뇌를 청소하고 뚫어 준다는 말이다. 대나무는 성질이 차다. 하지만 열을 가해서 뽑아낸 죽력은 생각만큼 차지 않다. 머리와 혈액의 열은 잘 식혀주면서도, 위장을 차게 하는 부작용은 그리 심하지 않다.

◉ 더위를 풀어주는 대나무통밥

대나무통에 쌀을 넣고 찐 밥을 말한다. 대나무통밥은 속을 텅텅 비우려고 하는 대나무의 기억을 밥에 집어넣은 것이다. 밥 속에 죽력의 구멍을 뚫어 주는 힘이 깃들어 있다.

눈의 구멍이 막혀 시력이 떨어지고 침침할 때, 귀의 구멍이 막혀 소리가 잘 안 들리거나 이명이 생겼을 때, 코의 구멍이 막혀 냄새를 잘 못 맡거나 너무 냄새에 민감할 때, 목에 가래가 늘 껴 있고 목이 잘 부을 때 아주 좋다.

또한 여름철 무더위로 피부에 열이 몰렸을 때 피부 구멍을 열어 더위를 풀어준다. 동남아에서 대나무통밥은 주로 먹는 이유이다. 혈관 구멍이 막혀 동맥경화, 고지혈증 등 혈액이 탁해지는 증상이 생겼을 때도 좋다.

홍콩에서 주로 먹는 딤섬도 대나무 찜통에 찐다. 따라서 딤섬도 대나무통밥과 비슷한 효능을 가지며, 특히 여름 더위를 잘 풀어주는 것이 특징이라 할 수 있다.

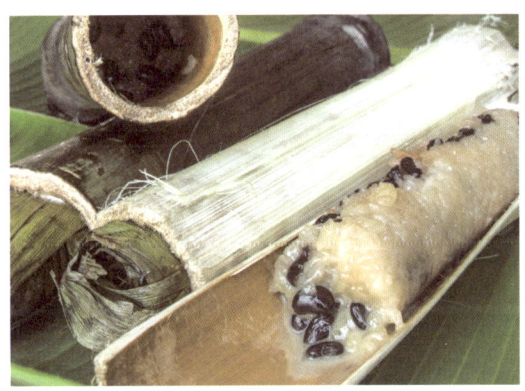

대나무통밥 2013.10 태국 Viroj Suttisima

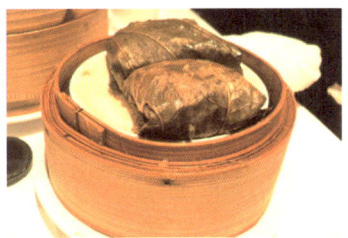

대나무통에 찐 딤섬 2005.12 zezebono

위장을 뚫어 소화를 돕는다

고기는 질기기 때문에 소화시키기가 어렵고, 쌈밥은 모든 재료를 뭉쳐서 먹기 때문에 체하기 쉽다. 이를 보완하려면 뚫는 반찬을 함께 먹는 것이 좋다. 고추, 대파, 파프리카, 양파 등 속이 빈 식물을 생으로 먹으면, 위장을 뚫고 소화를 도와준다.

아는 것이 약이다

파닭은 최고의 음식궁합

최근 치킨 업계에서 유행하고 있는 것이 파닭이다. 치킨 위에 채 썬 대파를 올려서 함께 먹는 것이다. 소화가 잘 되지 않는 튀긴 닭고기를 뚫어주는 성질이 강한 대파와 함께 먹어 소화에 도움을 주는 것이다. 닭고기는 피부의 구멍을 닫아 열나게 하고 피부병을 악화시키는데, 대파가 피부 구멍을 열어서 이런 부작용을 예방해주기도 한다. 파닭의 개발자가 대파의 이런 효능을 알고 하지는 않았겠지만 최고의 음식궁합인 것만은 사실이다.

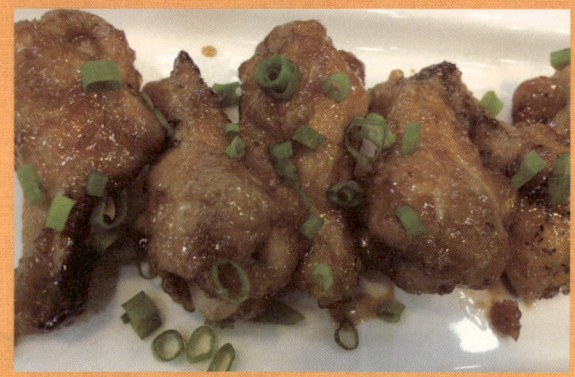

닭고기 + 대파 2013.12 서울 문성희

6
넓은 잎은 흩어서 소화시킨다

식물의 잎을 크게 분류하자면 솔잎 같은 침엽수 잎과 바나나 잎 같은 활엽수 잎으로 나눌 수 있다. 침엽수 잎과 활엽수 잎은 증산작용에 차이가 있다. 증산 작용이란 식물이 잎의 땀구멍을 통해 수분을 배출하는 것이다. 기공이 활짝 열리는 낮이나 기온이 높을 때 증산작용이 활발하다. 추운 지방의 침엽수는 증산작용이 덜하고, 온대와 열

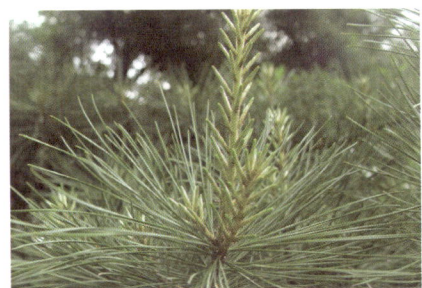

솔잎 2008.4 대모산

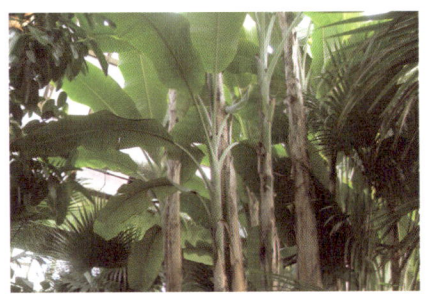

바나나 잎 2009.4 어린이대공원

Chapter 02 몸속 막힌 것이 시원하게 뚫린다 ● **75**

대의 활엽수는 증산작용을 더 많이 한다. 잎이 넓으면 넓을수록 광합성과 증산작용이 활발하다는 말이다.

즉 넓은 잎은 체표 면적이 넓고 땀을 쉽게 흘린다.

쌈밥의 비밀

넓은 잎은 인체 내에서 동일한 작용을 한다. 즉 위장관과 땀구멍을 열어서 소화와 피부 호흡을 촉진시키는 것이다. 넓은 잎은 주로 쌈을 싸서 먹는다. 쌈을 싼다는 동작 자체는 뭉치게 하는 요인이므로 체하기가 쉽지만 배추나 상추, 깻잎, 취나물, 산마늘 등 넓은 잎채소는 흗는 효과가 강해 소화를 잘 시켜준다.

삼겹살을 아무리 좋아해도 채소 없이 많이 먹을 수 없다. 그런데 쌈을 싸면 먹어도 먹어도 계속 들어간다. 잘 되는 고기집일수록 좋은 쌈 채소를 쓴다는 말이 된다. 또한 고추, 마늘, 쌈장, 식초, 고추장 등 맵거나 강한 신맛의 식재료를 써서 더 잘 흗도록 배합해 놓은 결과이기도 하다.

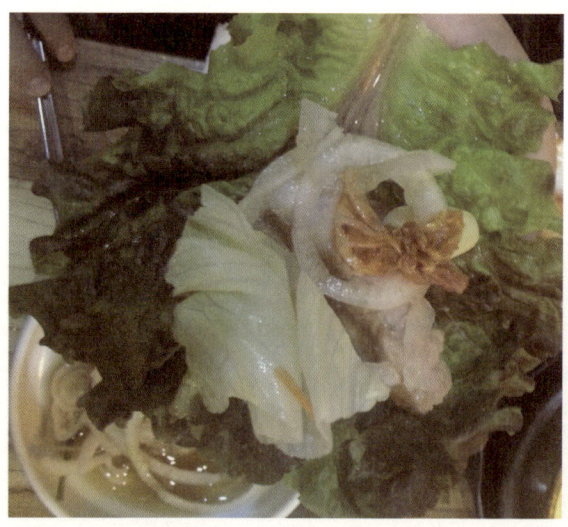

쌈밥 2014.9 서울 최지훈

더위를 풀어주는 대나무잎, 연잎, 호박잎

딤섬은 대나무통과 대나무 잎으로 싸서 찐 것이 많다. 동남아에서는 쌀을 바나나잎(론똥), 파초잎, 야자잎(크투팟)에 싸서 쪄 먹고, 우리나라에서는 연잎과 호박잎 등을 즐겨 먹는다.

넓은 잎은 위장관을 열어 소화를 돕고, 땀구멍을 열어 체온을 식혀 준다. 넓은 잎으로 밥을 찌면 이러한 약성이 밥에 스며든다. 열대 지방에서 딤섬, 론똥, 크투팟 같은 요리가 개발된 것은 다 이유가 있는 것이다. 100년 넘은 음식 문화는 반드시 그 지역과 사람에 적합하기 때문에 살아남은 것이다. 반짝 유행하다가 사라지는 음식과는 다르다.

넓은 잎채소는 피부의 땀구멍을 열어주는 효능이 있어 피부 호흡이 안 되어 생기는 여러 가지 피부병에도 좋다. 피부의 독소를 배출해주므로 먹어도 좋지만, 짓찧어서 피부에 붙여도 효과가 있다.

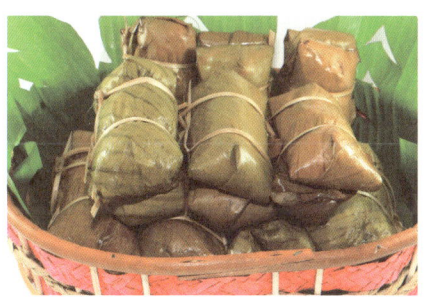
론똥 2014 태국 Pranodh Mongkolthavorn

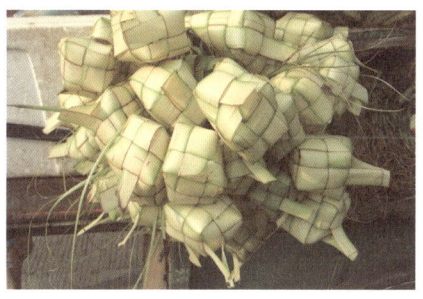
크투팟 2006.10 Sakurai Midori

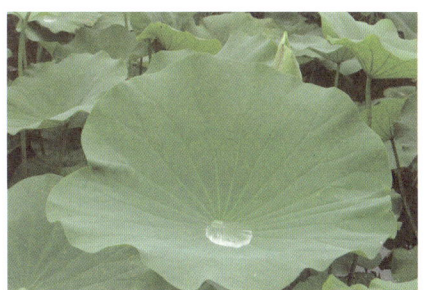
연잎 2006.7 구례

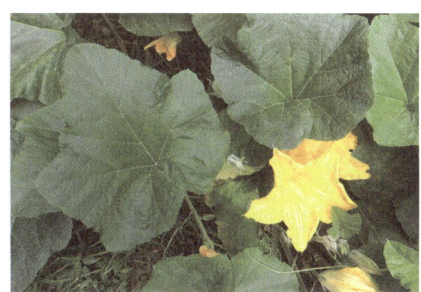
호박잎 2014.8 서울

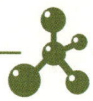

7
면, 떡, 빵은
겨울에 먹는 것이 좋다

형태에서 성질과 효능이 나온다는 얘기는 앞서 설명했다. 한약 얘기를 예로 들어보자. 한약엔 탕약과 가루약, 환약이 있다. 탕약엔 물처럼 씻어내는 힘이 있고, 가루약엔 흩는 힘이 있으며, 환약엔 정액과 기운, 정신, 피를 뭉치게 하는 힘이 있다. 육미지황환, 공진단, 팔미환 등 보약이 환약으로 되어 있는 이유가 그것이다.

음식도 마찬가지다. 면과 떡, 빵과 같이 뭉쳐서 만들어지는 음식은 체하기가 쉽고, 풀어진 죽이나 미음은 체했을 때 먹을 정도로 소화가 원활하다.

차진 것은 위장과
피부를 두텁게 한다

뭉친 것은 다 안 좋고 면, 떡, 빵은 해롭기만 할까? 밀로 만든 빵, 국수, 만두, 라면, 보리로 만든 보리빵, 메밀로 만든 메밀묵과 냉면, 쌀로 만든 떡, 이들의 공통점을 차지다는 것이다. 차지지 않으면 면, 떡, 빵을 만들 수조차 없다.

이런 차진 성질은 껍질을 촘촘하고 두텁게 하는 힘으로 나타난다. 인체의 바깥 껍질인 피부를 두텁게 해서 추위를 극복할 수 있게 한다. 인체의 내부 껍질인 위장 점막을 두텁게 해서 소화기를 튼튼하게 한다.

피부와 땀구멍을 틀어막아서 땀이 덜 나게 하고 대변도 변비 성향으로 만들기 때문에, 인체 내부를 더 따뜻하게 만들어 준다. 그러므로 면, 떡, 빵은 기본적으로 추운 지역이나 겨울철에 적합한 음식이다.

아는 것이 약이다

메밀이 차진 음식이라고?

메밀이 차지다고 하는 말에 고개를 갸웃하는 사람도 있을 것이다. 메밀은 마디풀과 식물이라서 벼과 식물인 밀처럼 차지지는 없다. 하지만 차진 성질이 분명 있기 때문에 국수, 묵, 냉면처럼 뭉쳐진 형태로 만들 수 있는 것이다. 물론 밀보다는 못하지만 메밀에도 피부를 두텁게 하는 효과가 있다.

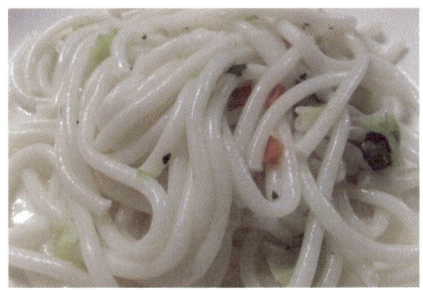

면 2014.10 서울 문성희

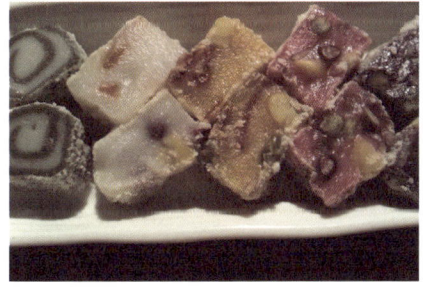

떡 2014.10 서울

유럽인은 피부가 두텁고, 동남아인은 피부가 얇다

유럽인들은 차진 밀로 만든 빵을 먹기 때문에 피부가 두텁고 단단하다. 중국 북부 사람들과 몽고인들 역시 밀로 만든 면, 만두를 먹기 때문에 피부가 두텁고 단단하다. 밀보다는 덜 차진 찰벼(japonica)를 주식으로 하는 우리나라와 일본 사람들은 피부가 그보다 얇고, 푸석푸석한 안남미(indica)를 먹는 동남아 사람들은 피부가 더 얇다.

유럽, 동북아, 동남아 순으로 사람의 피부가 얇아지고, 곡물의 찰기도 떨어지는 경향성을 볼 수 있다. 사람과 동식물 모두 자연에 적응하기 위해 노력하고 있는 것이다.

추운 지역과 차진 음식

차진 음식은 추운 지역 사람에게 적합하다. 그리고 차진 식재료인 찹쌀, 찰기장, 밀, 보리, 메밀 등도 추운 지방에서 잘 자란다. 면과 빵을 만드는 보리와 밀은 가을에 파종해서 초여름에 수확한다. 찰기가 있는 씨앗만이 겨울을 날 수 있는 것이다.

추운 지역이나 겨울철에는 피부를 두텁게 해야만 살아남을 수 있기에 차진 면, 떡, 빵, 묵을 먹는다. 겨울철마다 "메밀묵, 찹쌀떡!" 하는 소리가 들리는 이유다. 우리나라의 전통 음식을 살펴봐도 차진 음식은 주로 가을과 겨울에 먹는다. 가을 송편, 새알심이 들어간 동지팥죽, 설날 떡국과 만두 등이 그 예이다.

 동의보감 따라잡기

아토피엔 왜 밀가루 음식이 안 좋을까?

아토피는 피부가 태선화(苔癬化)되면서 호흡을 못하고 두꺼워진 것이다. 그런데 차진 음식을 먹게 되면 피부가 더 두꺼워지고 피부 호흡이 안 되기 때문에 증상이 악화된다. 감기나 열병이 있을 때 밀가루 음식을 금지시키는 것도 밀가루 음식이 피부를 틀어막아 체온을 더 높이기 때문이다. 동의보감은 "탁주를 마시고 나서는 면 종류를 먹지 말라"고 경고한다. 술독은 소변이나 땀으로 풀어야 하는데, 면 종류를 먹으면 피부가 막혀 술독을 풀 수 없기 때문이다.

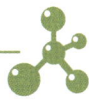

8
자장면엔 단무지가 단짝이다

전국의 어느 중국집을 가도 자장면 반찬으로는 식초에 절인 단무지와 생양파가 나온다. 도대체 이렇게 먹어야 한다는 것을 어떻게 알았을까? 우연이라고 할 수 없을 만큼, 한의학적으로 완벽한 궁합을 맞추고 있다.

앞에서 말했듯 면, 떡, 빵은 뭉치게 하는 힘이 있어 체하기 쉽다. 그래서 소화력이

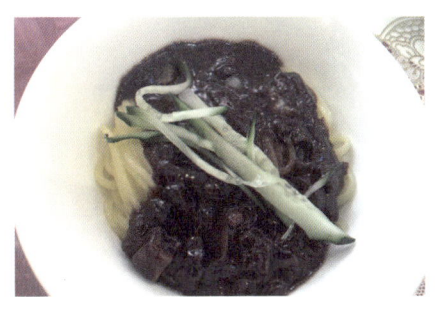

자장면 2014.9 부산 최지훈

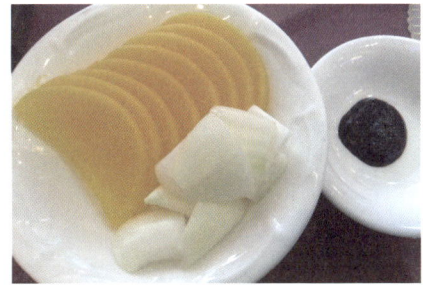

단무지&양파 2014.9 부산 문상흠

좋은 아이들은 자장면을 무척 좋아하지만, 소화력이 떨어지는 노인들은 자장면을 그다지 좋아하지 않는다. 실제로 자장면을 먹고 체해서 한의원을 찾는 분들이 많다. 이때 체하는 것을 막아 주려면 흩어줘야 하는데, 흩는 방식에는 2가지가 있다.

강한 신맛(强酸)은 음식을 녹인다

강한 신맛은 황산이나 염산처럼 녹여버리고 뚫어준다. 속이 더부룩할 때 시큼한 매실 엑기스를 먹는 것이 이런 이유 때문이다. 그리고 소화가 잘 안 되는 음식, 즉 육류나 면을 먹을 때 식초로 드레싱해서 먹는 것도 같은 원리다. 식초에 절인 단무지 또한 이런 효과가 있다.

동의보감 따라잡기

동지팥죽, 팥칼국수, 붕어빵의 비밀

동의보감은 강한 신맛을 띤 식재료로 팥을 권하고 있다. 팥에 어느 정도 신맛이 있긴 하지만, 그것이 강한 신맛이라고 하니 이해가 안 될 것이다. 한의학의 강약은 정량적으로 측정되는 산도(ph)와 다르다. 뒤의 오미(五味) 부분에서 자세히 설명하겠지만, 약한 신맛은 기운을 끌어모으고 강한 신맛은 녹이고 빼내는 성질이 있다. 콩 종류는 모두 몸에서 수분을 빼주고 술독을 해독하니 강한 신맛이 맞다.
그래서 팥은 뭉친 음식, 그중에서도 밀가루 음식과 궁합이 잘 맞는다. 동의보감도 팥이 밀가루의 독을 푼다고 말한다. 동지팥죽, 찐빵, 팥송편, 타이야끼, 팥칼국수, 붕어빵은 음식궁합이 아주 좋은 예이다.

매운맛은 뭉친 것을 흩는다

오미(五味) 중에서 매운맛이 흩는 기능이 가장 탁월하다. 동의보감은 생마늘, 생파, 생무, 깻잎, 차조기 등 매운 음식이 뭉친 음식과 궁합이 맞다고 추천하고 있다. 동의보감이 저술된 이후 우리나라에 들어온 고추 역시 매운 맛의 대표주자라 할 수 있다.

십자화과의 무는 매운맛으로 소화시키는 대표 음식으로 단무지, 깍두기, 무채, 동치미, 쌈무, 키친무 등의 반찬으로 자주 나온다. 라면과 우동에는 파를 썰어 넣는다. 양파 역시 매운맛으로 흩어준다. 이때 양파와 무는 생것을 써야 한다. 삶은 무와 익힌 양파는 매운맛이 없어져 더 이상 흩는 힘이 없기 때문이다.

중국 음식점에 가면 테이블마다 고춧가루와 식초가 놓여져 있다. 양파와 단무지를 먹어도 면을 잘 소화시키지 못할 때는 강한 신맛의 식초와 매운맛의 고춧가루를 더 넣어 먹으라는 말이다. 음식 궁합에 대한 배려가 대단하지 않은가!

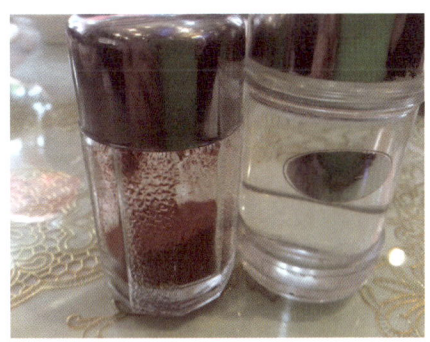

고춧가루와 식초 2014.9 부산

매운 라면이 인기 있는 이유

우리나라에서 제일 많이 팔리는 라면은 매운 라면이다. 그게 아니더라도 라면 스프는 대체로 맵다. 뭉쳐진 면을 풀어서 소화시키기 위함이다. 라면 중에 '무파마 라면'이라는 것이 있는데, 매운 맛 삼총사 무, 파, 마늘이 주인공이다.

여름에 먹는 비빔면은 전부 고추의 매콤한 맛이 두드러진다. 막국수의 경우 항상 무 반찬과 함께 먹는데 무의 소화시키는 힘을 응용한 것이다. 메밀국수를 먹을 때는 쯔유, 생무즙, 실파, 고추냉이(와사비)를 넣는데, 모두 매운 양념들임을 알 수 있다.

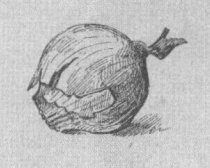

The secret of vital food

Chapter 03

술독과 소변은 순환으로 다스려라

덩굴식물, 습지식물, 조개류, 견과류의 해장 이야기

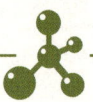

1
술은 약인가, 독인가?

한의학에서 이 질문은 의미가 없다. 약과 독은 별개의 것이 아니기 때문이다. 어떤 경우에는 약이 되고, 어떤 경우에는 독이 된다. 물은 생명 유지에 필수지만 너무 과하면 죽음에 이를 수 있다. 술 또한 마찬가지다.

사실 술만큼 강한 약은 별로 없다. 식품이나 약을 먹고 술만큼 강하고 빠른 반응이 나타난 적이 있었던가? 심장이 뛰고 열이 오르고 얼굴이 붉어지고 감정 상태도 변한다. 어떤 이는 구토를 하고, 어떤 이는 졸고, 어떤 이는 말이 많아진다. 누구는 슬퍼서 눈물을 흘리고, 누구는 기분이 좋아진다.

술은 강력한 약독이다

모든 것이 그렇지만 술이 과하면 독이 된다. 사회생활을 하려면 내키지 않더라도 술을 마셔야 한다. 특히 한국사회에서는 술 마시는 것도 능력이다. 그렇게 한 해 두 해 가다 보면 알콜성 간염이나 성인병 등 다양한 병증이 나타나게 된다.

술을 많이 마신 다음날, 어떤 반응이 나타나는가? 머리가 깨질 듯 아프고, 어깨와 전신이 무거우며, 붓기도 한다. 속도 편치 않고, 소변도 시원치 않다. 설사와 구토를 하기도 한다. 한의학에서는 이를 주습(酒濕)이라고 한다. 스펀지에 물 먹인 것처럼, 몸에 술의 습기가 쌓였다는 뜻이다.

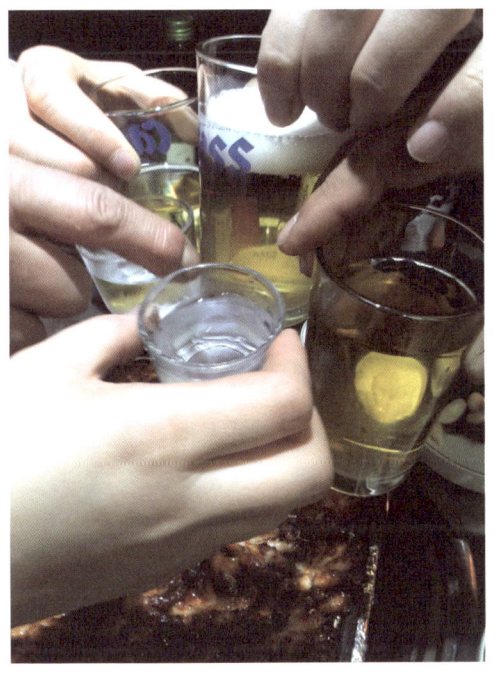

건배 2014.2 서울

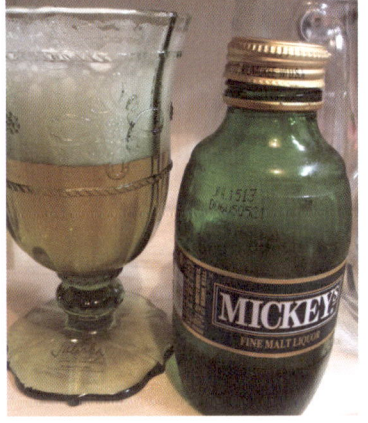

맥주 2013.8 서울

동의보감 속의 술 이야기

동의보감에 가장 많이 나오는 약재는 무얼까? 한의학을 좀 안다는 분이라면 아마 '감초'라고 대답할지도 모르겠다. 하지만 정답이 아니다. 정답은 술이다. 약방의 감초라는 그 감초가 1,835번 나오는데 술은 3,526번 나온다. 동의보감은 술의 책이라 할 수 있다. 술은 절대 악마가 아니다. 다만 너무 많이 마셔서 문제가 되는 것이다.

동의보감은 몸의 근본인 정액(精), 기운(氣), 정신(神), 피(血)를 보하는 많은 보약들을 술과 함께 복용하거나 술로 빚어서 복용하라고 권한다. 특히 동의보감 첫머리에 나오는 『신형(身形)』 문과 『정(精)』 문의 처방과 단방은 대부분 술로 복용하며, 대표적인 보약인 경옥고도 술과 함께 복용한다. 술은 피부부터 머리카락, 오장육부, 뼈, 뇌수, 자궁 등 인체의 가장 깊고 먼 부분까지 약 기운을 이끌고 갈 수 있기 때문이다. 약재를 물에 달여서 복용할 경우 결코 이런 효과를 볼 수 없다.

동의보감은 과음했을 때의 문제도 다음과 같이 경고하고 있다. '술병이 심해지면, 기가 위로 올라가서 인체 상부에서는 가래가 생기고, 아래에서는 소변이 시원찮아진다.' 계속된 과음은 당뇨, 황달, 시력 장애, 기침이 생기게 하고, 결국 수명을 다하지 못하게 한다.

아는 것이 약이다

혈액 순환을 위한 최고의 약, 술

술만큼 혈액 순환을 잘 시키는 약은 없다. 다만 술의 종류와 양이 문제이다. 일반적인 경우에는 잠자기 전, 정종을 소주잔 한 잔 분량 데워 마시는 것이 좋다. 식후 반주 한 잔도 좋은 소화제 역할을 한다. 특히 아래와 같은 증상을 가진 사람이라면 술 한 잔이 보약이 될 수 있다.

- 손끝, 발끝이 시리고 저린 사람
- 혈액 순환의 주체인 심장 질환을 가진 사람
- 생리가 원활하지 않거나 자궁 질환을 가지고 있는 여성
- 교통사고, 추락, 타박상, 허리 삐끗한 증상 등 어혈이 있는 사람

세상에 똑같은 술은 없다

술은 종류에 따라 약효가 다 다르다. 술을 C_2H_6OH로 획일화할 수는 없다. 맥주, 막걸리, 소주, 위스키, 와인

등등 모두 개성을 가진 각각의 존재다. 더 나아가서 어제 담은 술과 오늘 담은 술은 사실 다른 술이다. 똑같은 술은 존재하지 않는다.

● 막걸리

　산행을 할 때 막걸리를 마시면 밥을 먹지 않아도 팔팔하다. 육체노동 하는 사람은 밥을 안 먹고 막걸리만 먹어도 힘이 난다. 막걸리 한 사발 마시면 밥 한 그릇 먹은 효과가 난다. 곡주엔 곡기가 녹아 있기 때문이다. 보하는 효과가 강해서 힘나게 하고, 피를 보충해주며, 피부를 윤기 있게 해 주는 것이다. 그런데 직장인이 밤에 막걸리 2잔을 마시면 야식으로 밥 2공기를 먹은 셈이 되니, 체하는 현상이 나타난다. 그래서 막걸리 마신 다음날은 머리가 아프고 전신이 무겁다.

● 증류주

　알콜 도수가 높은 위스키, 안동소주 등 증류주는 입에 들어가자마자 기화되어 머리, 손끝, 발끝까지 퍼져 나간다. 따라서 막힌 것을 뚫어주고 몸을 빨리 데워 준다. 곡주와 달리 머리를 아프게 하는 것도 덜하며, 소변을 잘 나오게 한다. 물론 적당히 먹었을 때의 얘기다.

● 맥주

　맥주의 원료인 맥주보리와 홉의 성질 때문에 술이면서도 차갑다. 그래서 설사하는 경향이 있다. 맥주를 많이 마신 사람은 아랫배가 차가워지고 배가 나오게 된다.

● 과일주, 약초주

　과일주와 약초주엔 각각의 과일과 약초의 약성이 그대로 담긴다.

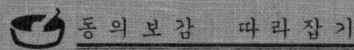

음주 시 주의해야 할 행동 7가지

① 단 음식을 먹지 말아야 한다.
② 면 종류나 감을 같이 먹지 말아야 한다. 같이 먹으면 술독이 풀리지 않는다.
③ 포식 후엔 술을 마시지 말고, 취한 후엔 억지 음식을 먹지 말아야 한다.
④ 얼굴이 흰 사람은 술을 많이 마시면 안 된다.
⑤ 취한 후 부부관계를 갖지 않는다.
⑥ 술은 빨리 마시지 말고, 많이 마시지 말자.
⑦ 숙취 갈증 때문에 물이나 차를 많이 마시면 안 된다. 허리, 콩팥, 다리가 약해지고 무거워진다.

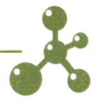

2
술안주와 해장은 덩굴식물로

술독은 일종의 정체된 습기(酒濕)인데, 땀이나 소변을 통해서 풀 수 있다. 술 먹은 다음날 러닝머신 위를 달려 땀을 빼거나, 화장실을 자주 들락날락해 소변으로 푸는 것이다. 술독 푸는 음식이나 약초는 땀이나 소변을 잘 통하게 하는 것들이다.

우리나라의 술 문화는 대개 사대부 집안에서 나왔다. 그래서 술집에서 나오는 술안주가 내부분 술독을 잘 풀어주노록 설계되어 있는 섬은 다행이라 하겠다.

물을 잘 순환시키는 덩굴식물, 칡

만약 사람들에게 입에 머금은 물을 대롱을 통해 위로 뿜어 올려보라고 하면 2m도 뿜어 올리지 못할 것이다. 그런데 덩굴식물은 수십 미터 떨어진 말단까지 물을 24시간 공급하고 있다. 이러한 특성은 몸에 정체된 습기를 순환시켜 소변으로 뽑아내는 약성으로 나타난다. 따라서 덩굴식물은 모두 술독을 풀어 준다. 음주 후 칡즙, 칡차를 찾는 이유다.

칡은 콩과이면서 1년에 18m나 자라는 강력한 덩굴식물이다. 칡뿌리는 18m 위까지 물을 뿜어 올리는 힘으로, 체내의 술독을 남김없이 소변과 땀으로 뽑아낸다. 칡꽃을 차로 만들어 음주 후에 마시면 술독을 아주 잘 풀어준다. 향도 일품이다.

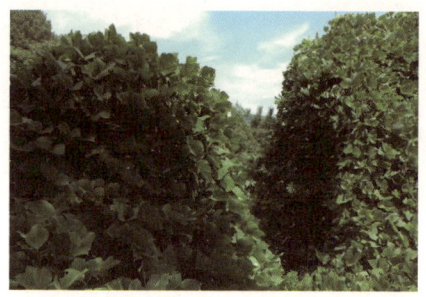

칡덩굴 2014.9 철마산

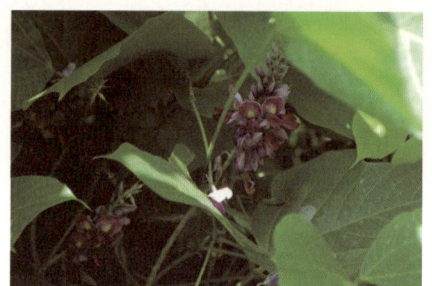

칡꽃 2014.8 철마산 지형민

아는 것이 약이다

포도, 키위, 수박, 참외…
술안주로는 씨앗이 많이 들어 있는 과일이 최고!

포도, 키위, 수박, 참외, 오이, 오미자, 토마토의 공통점은 덩굴식물의 열매라는 점이다. 덩굴의 열매이기 때문에 술독을 소변으로 잘 빼내준다. 또 하나의 공통점은 열매 하나에 씨앗이 엄청나게 많이 들어 있다는 점이다. 송이로 열매가 맺히는 포도나 오미자 역시 송이 전체로 보면 엄청난 수의 씨앗이 들어 있다. 덩굴은 물가에 뿌리를 내려서 수분을 흡수하고, 넓은 잎으로 광합성을 하기에 열매가 커진다. 커진 열매에 씨앗을 많이 담아 생존의 효율성을 높인 것이다. 술독엔 씨앗이 많은 과일이 좋다고 외워두면 된다.

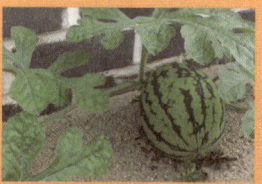

수박 2014.8 철마산

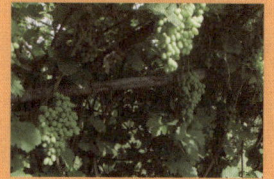

포도 2005.8 김숙성

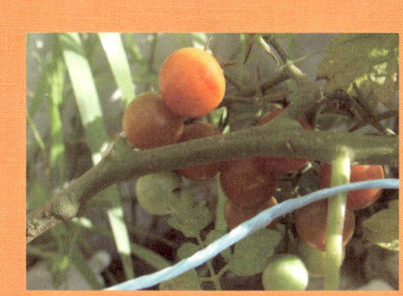 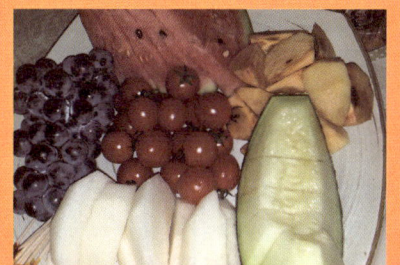

방울토마토 2011.7 가평   과일안주 2013.12 서울

콩류로 만든 녹두전과 콩나물

녹두, 팥, 백편두, 검은콩, 쥐눈이콩 등 모든 콩은 기본적으로 덩굴식물이다. 따라서 소변을 잘 나가게 하고 주습(酒濕)을 몰아낸다. 또한 콩은 해독하는 힘이 탁월하다. 그 중 녹두가 해독력이 가장 강력하기 때문에 술안주로 녹두전을 많이 먹는다. 콩을 싹 틔운 콩나물 역시 술독을 풀어 주므로, 콩나물해장국이 유명한 것이다. 동의보감의 술독을 푸는 명방인 신선불취단(神仙不醉丹)은 거의 콩과 약재로 구성되어 있다.

물을 뽑아내는 수중생물과 습지식물

물에 사는 생물은 항상 물을 몸 밖으로 뽑아내야 살아갈 수 있다. 따라서 모든 민물과 바다 생물은 정체된 물과 습을 몸 밖으로 빼내는 효능이 있다. 명태, 복어를 비롯해 모든 물고기가 소변을 잘 통하게 해서 술독을 몸 밖으로 몰아낸다. 미역, 매생이 등의 해조류와 미나리, 연근, 마름 등 수생식물도 술독을 잘 풀어준다. 굴, 홍합 등 조개류와 다슬기, 우렁이 등 소라류, 해삼, 멍게 등도 좋다. 술집에 해산물 요리가 많은 데에는 다 이유가 있다.

이런 원리는 습한 곳에 사는 생물에도 적용된다.

아는 것이 약이다

헛개나무가 술독에 좋은 이유

지구자(枳椇子)는 헛개나무의 열매와 과병을 말하는데, 헛개나무는 습기가 많은 지역에서 자라기 때문에 습을 소변으로 빼내는 효능이 강하다. 오리나무 역시 낮은 습지에서 자라기 때문에, 오리나무 수피는 술독을 풀어준다. 대체로 자연은 자신이 처한 상황을 극복하려고 노력한다. 물론 너무 지나치면 순응하게 된다.

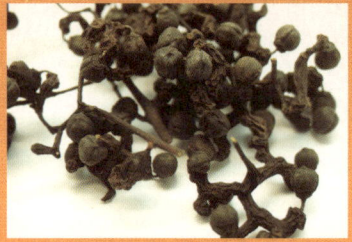
지구자 2014.11 서울 천지가약초

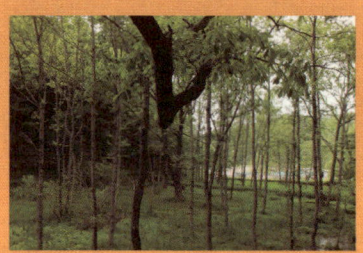
오리나무 2012.5 일본 松岡明芳

매운맛과 향(辛香)

앞에서도 설명했듯이 습은 향을 만나면 흩어진다. 따라서 몸이 무거울 때는 유자차 등 향기 나는 과일이나 깻잎, 배초향 등 향기 나는 채소를 먹는 것이 좋다. 꽃 중에서는 국화차가 좋고 귤껍질을 달여 먹어도 효과를 볼 수 있다.

얼큰한 생선 매운탕은 매운맛이 땀을 내서 술독을 풀어주고, 생선이 소변을 잘 내보내주므로 한 가지 음식으로 두 가지 효과를 볼 수 있는 훌륭한 해장음식이라 할 수 있다.

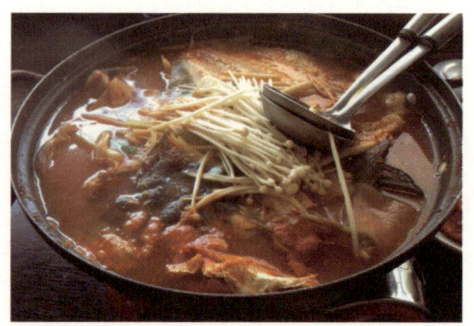
생선 매운탕

> **아는 것이 약이다**
>
> ## 양치질을 하면 술이 깬다?
>
> 술에 취했을 때 술독은 치아에 머물러 있다. 천일염으로 이를 세게 문지른 다음 뜨거운 물로 치아를 여러 번 헹궈주면 술이 깨는 데 효과를 볼 수 있다. 많이 취한 경우에는 밀실에서 뜨거운 물로 몇 차례 얼굴을 씻고 머리를 수십 차례 빗어주는 것도 도움이 된다.

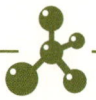

3
술독을 빼주는 껍데기 동물

모든 생물체의 껍질, 즉 표피는 기본적으로 방어 기능을 수행한다.

그 중에서도 가장 단단한 껍질을 갑옷처럼 두르고 있는 생물이 있으니 거북, 새우, 조개, 가재가 그들이다. 이들의 공통점은 모두 물속에서 산다는 것이다. 물속 동물은 상하, 전후, 좌우에서 입체적인 공격을 받을 수 있다. 물속에서 살아남기 위해서는 남보다 빠르게 움직이거나, 덩치가 커지거나, 방어력이 좋아야 한다. 껍데기 동물은 그 중 마지막 방법을 선택한 친구들이다.

이 껍데기는 천적과 물, 세균, 바이러스 등이 몸속으로 침입하는 것을 막는데, 사람이 복용하면 원래 내 것이 아닌 것을 몰아내는 약성을 발휘한다. 원래 내 것이 아닌 것에는 술독, 지방은 물론 적취(積聚, 체증이 오래되어 덩어리가 지는 병으로 한의학에서는 암의 전 단계로 본다), 물혹, 낭종 등이 있다. 자라, 남생이처럼 껍데기가 단단할수록 몸속의 단단한 덩어리를 잘 제거해준다. 구판(남생이 등 껍질), 별갑(자라 껍질) 등이 대표적 약재다.

껍데기 동물은 물속 생물이란 특성상 쓸모없는 물을 소변으로 빼내는 작용도 강하다. 그래서 술안주로 조개탕을 먹는 것이다. 갑각류의 껍데기에 많이 들어있는 키토산은 항암 작용을 하고 지방, 콜레스테롤, 중금속을 배출한다.

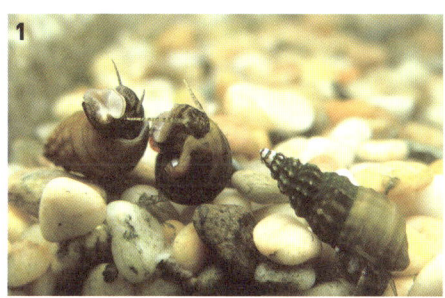
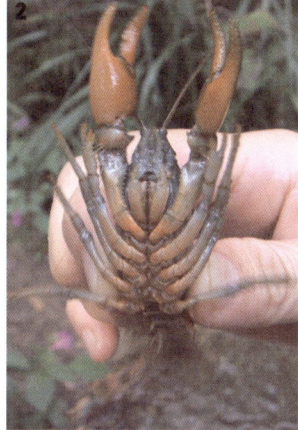
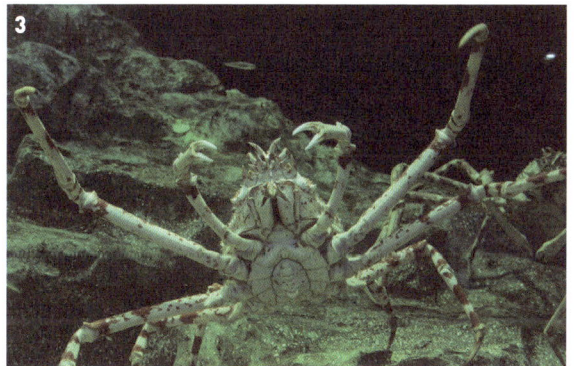
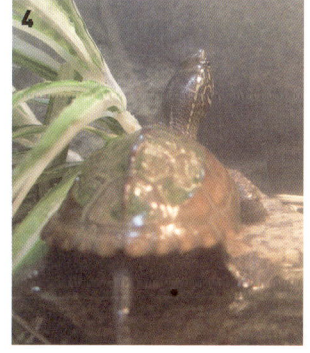

1 다슬기 2009.4 아쿠아리움 **2** 가재 2009.10 부산
3 킹스파이더크랩 2009.4 아쿠아리움 **4** 남생이 2009.4 어린이대공원

음주 후의 열을 내려주는 조개탕

건물을 만들 때는 먼저 H빔을 박고 콘크리트를 바른 후 도배를 한다. 육지 동물 또한 이와 같은 구조다. 뼈대를 만들고 살을 붙인 다음 피부로 갈무리하는 것이다. 하지만 속도가 느린 물

속 동물이 이런 구조를 가지면 다른 생물에게 피부와 살을 뜯어 먹혀 죽을 것이다.

그래서 육지동물과는 정반대의 방법을 선택했다. 즉 뼈대를 밖에 두고 살을 속에 집어넣었다. 거북이, 새우, 조개의 껍데기는 본래 뼈라고 할 수 있다. 그래서 이런 갑각류의 껍데기를 먹으면 뼈가 튼튼해지는 효과가 있다. 남생이, 자라, 거북이처럼 단단한 껍데기일수록 이런 효능이 강해진다. 다슬기처럼 작고 얇은 껍데기는 그 정도의 효과를 발휘할 수 없다.

무거운 껍데기를 가진 이들은 열을 식혀주고, 화가 뜬 것을 내려누르는 효과가 있어 고열, 정신착란, 간질 등을 치료한다. 술을 마시고 머리로 열이 떴을 때 조개탕을 먹으면 열이 내린다. 갱년기 증상이나 과도한 성생활로 한증막에 들어간 것처럼 찌는 듯한 열이 올라올 때도 남생이와 자라 껍질이 좋다.

🌱 아는 것이 약이다

소의 뼈 vs. 거북의 껍데기

소, 돼지, 염소, 사슴 등 길짐승 뼈와 거북, 새우, 조개의 껍데기는 효능이 약간 다르다. 둘 다 뼈이고, 먹었을 때 뼈를 튼튼하게 하는 작용은 동일하다. 그런데 길짐승의 뼈는 뼈와 근육을 단단하게 하며 몸을 데우는 효과가 있다. 이에 비해 거북, 새우, 조개의 껍데기는 성질이 서늘하며 뼈 속의 열을 내리는 효과가 있다.

약한 짠맛은 가래를 눅여준다

자라, 조개, 다슬기, 게, 가재를 끓여보면 소금을 따로 넣지 않아도 짠맛이 우러난다. 강한 짠맛이 아니라 살짝 짜면서 끝맛은 달달하다. 껍데기 동물의 짠맛은 물속 미네랄을 흡수했기 때문이다. 약한 짠맛은 가래를 없애고 굳은 것을 눅이며 머리와 목, 가슴의 열을 내려준다. 술을 먹거나 스트레스, 열병으로 인해 목에 가래가 많을 때, 조개탕과 게장을 먹으면 목과 속이 시원해지는 것은 이런 이유 때문이다.

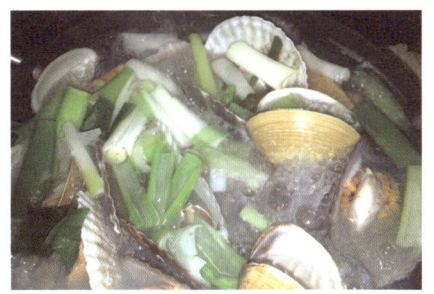
조개탕 2014.4 서울

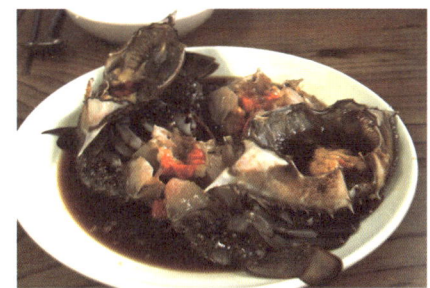
게장 2011.8 태안 장중엽

말랑한 속살은 정혈을 보충한다

껍데기 동물의 속살은 매우 부드럽고 말랑말랑하다. 껍데기를 단단하게 해 놓고 속에 자신의 핵심을 넣어두었기 때문이다. 속살이 핵심이라면, 그것을 먹었을 때 우리 몸속에서도 핵심을 보충할 수 있다. 한의학에서 말하는 핵심은 정혈이다. 정혈이란 정액(精), 기운(氣), 정신(神), 피(血)를 모두 포함한다.

거북, 게, 랍스터, 조개, 해삼, 멍게의 속살은 정혈을 보충한다. 우리 몸에서 정혈의 핵심이 되는 곳은 눈과 뇌, 척추와 생식기이다. 껍데기 동물의 속살을 먹으면 정력이 보충되고 머리가 좋아지며 눈, 귀가 밝아지고 혈색이 좋아진다.

아는 것이 약이다

조개의 효능 총정리

우리가 가장 자주 먹는 껍데기 동물은 조개류일 것이다. 조개류는 대부분 성질이 차서 소갈과 열독, 술독을 치료한다. 단 홍합과 꼬막은 예외로, 성질이 따뜻해 몸을 따뜻하게 해준다. 우리 식탁에 자주 오르는 다양한 조개류의 효능을 정리해보았다.

굴(모려, 牡蠣)
살결, 얼굴빛을 좋아지게 하는데 해산물 중 으뜸이다. 껍데기를 먹으면 대소변이 지나치게 나가는 것과 식은땀이 나는 증상을 멎게 해준다.

전복(석결명, 石決明)
전복의 속살을 복어(鰒魚)라고도 하는데, 먹으면 눈이 밝아진다. 껍데기는 간과 폐에 풍열이 있어 백내장 등 찌꺼기가 생긴 것을 치료한다.

민물조개(방합, 蚌蛤)
눈을 밝게 하고 소갈증을 치료하며 열독과 술독을 풀어준다. 눈이 충혈된 것을 삭히고 부인의 허로와 하혈과다, 냉을 낫게 한다. 껍데기를 가루 낸 것은 위가 줄지 않거나 가슴에 담음이 있어 아픈 것, 종기를 치료한다.

동죽조개(합리, 蛤蜊)
속살을 먹으면 오장이 좋아지고 소갈증이 멈춘다. 입맛과 소화 기능이 좋아지고 술독을 풀어준다. 부인의 뱃속 멍울도 삭힌다. 껍데기는 소화가 잘 되게 하며 술독을 풀어서 술에 취한 것을 깨어나게 한다. 참조개의 껍데기를 구워 가루 낸 것은 담을 치료하는 데 쓴다.

재첩(현, 蜆)
눈을 밝게 하고 오줌이 잘 나오게 하며 열 기운을 내린다. 또한 술독과 황달을 없앤다. 껍질을 달구어 재를 내면 성질이 따뜻해져 종기를 치료하고 이질을 멎게 하며 구토증을 치료한다.

꼬막(감, 蚶)
오장을 편안하게 하고 속을 데워주어 소화가 잘 되게 하며, 음경이 일어서게 한다. 껍데기를 불에 구워 식초에 담갔다 가루 내어 고약이나 환약을 만들어 먹는다. 일체의 혈기병(血氣病), 냉기병(冷氣病) 등을 치료한다.

홍합(담채, 淡菜)
허리와 다리를 든든하게 하며 음경이 일어서게 한다. 몸이 허손되어 여위는 것과 산후 피가 뭉쳐서 배가 아픈 것, 하혈과다, 냉 등을 치료한다.

우렁(전라, 田螺)
간에 열이 있어 눈이 충혈되고 부으며 아픈 것을 낫게 한다. 대소변을 잘 나가게 하고 뱃속에 열이 몰린 것을 없앤다. 껍데기는 반위(反胃)와 위장이 차가운 것을 다스리고, 담을 삭이며, 명치가 아픈 것을 치료한다.

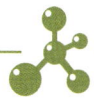

4
수생식물은 몸속을 정화한다

　지상에서는 동물이 산소를 소비하고, 식물이 산소를 공급한다. 물속에서도 이런 작용은 똑같이 일어난다. 물고기와 물짐승이 산소를 소비하고, 수초류(연꽃, 부들, 부레옥잠 등)와 해조류(김, 미역, 다시마 등)가 수중의 영양염류를 제거하고 산소를 공급해 수질을 정화한다. 일종의 수중필터 역할을 하는 것이다. 우리나라는 팔당댐, 오창호수공원 등에 인공 수초섬을 만들어 수질 정화에 이용하고 있다.

　육상식물과 똑같이 수초류와 해조류도 태양빛을 이용해 CO_2와 물로 포도당을 만들고 산소를 방출한다. 개도박 등 일부 해조류는 CO_2 흡수 능력이 열대우림의 5배나 되는데, 이는 해조류가 온실가스 흡수원으로서 아주 유용하고 수질 정화에 탁월하다는 것을 말해준다.

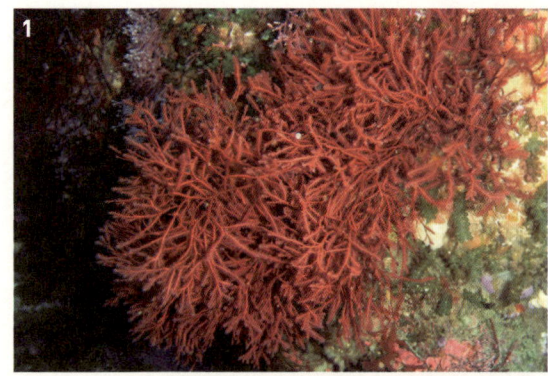
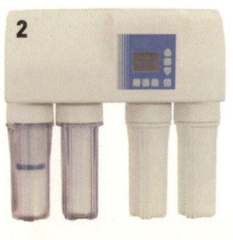
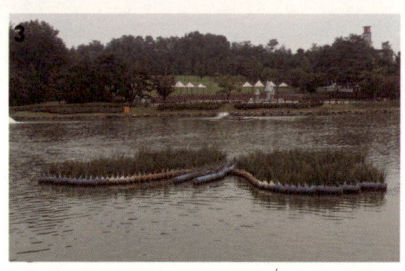
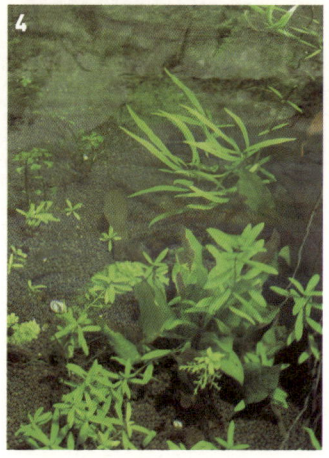

1 해조류 2012.10 뉴질랜드 Peter Southwood **2** 정수 장치 2014.4 Uatp1
3 인공 수초섬 2014.9 오창 **4** 수초류 2009.4 아쿠아리움

혈액을 깨끗하게 하는 효과

인체는 하나의 소우주라 할 수 있다. 지구에 땅과 바다가 있듯, 인체에는 살과 피가 있다. 따라서 우리 몸의 살을 보충할 때는 땅에 사는 길짐승의 고기를 먹는다. 그리고 우리 몸의 피에 해당하는 것이 수초류와 해조류다.

  수초류와 해조류가 물을 정화하는 힘은 인체 내에서 피를 맑게 하는 힘으로 나타난다. 해조류는 항산화 물질이 많아 LDL 콜레스테롤은 낮추며, HDL 콜레스테롤은 높인다. 또한 혈압을 내리고 미네랄을 공급해준다. 또한 식이섬유가 많아 대변을 잘 보게 해서 독소를 배출한다.[6] 한마디로 해조류는 심혈관계 질환의 예방과 치료에 좋다. 일본 오키나와와 전남 바닷가가 장수 마을로 유명한 것도 해조류의 영향이 크다.

수생식물이 임산부에게 특히 좋은 이유

물에 산다는 것은, 물을 극복하며 살아야 한다는 것과, 물과 어울려 살아야 한다는 전제를 깔고 있다. 홍수처럼 물이 많을 때는 물을 내보내고, 가뭄처럼 물이 부족할 때는 물을 보충하는 치수(治水)의 의미를 갖고 있다. 따라서 수생식물은 부종은 소변으로 빼주고, 건조증은 촉촉하게 적셔주는(利水消腫, 補陰) 이중적인 효능을 갖고 있다.

여성은 피를 운행시켜 생리를 하고 임신과 출산을 한다.

태아는 자궁 속 양수라고 하는 일종의 바다를 유영하면서 자란다. 다 자라면 양수의 바다에서 뭍으로 나온다. 생물의 기원 역시 바다에서 시작되었다. 바다 속에서 시작되어 단세포동물, 다세포동물, 어류, 양서류, 파충류, 조류, 포유류 등으로 진화하며 뭍으로 올라왔다.

자궁은 인체 내의 바다이기에, 물에 사는 생물과 관련이 깊다. 수생식물은 자궁과 비슷한 기억을 공유하고 있다. 『방약합편』의 임신 기본방인 가미팔진탕은 인삼 대신 해삼(海蔘)을 쓰고 있다. 해삼이 인체의 바다인 자궁에 들어가 인삼 역할을 하기 때문이다. 해삼을 바다의 인삼이라 부르는 이유가 있었던 것이다.

출산 후 자궁이 약해졌을 때, 잉어, 붕어, 가물치, 미역 등 물에 사는 생물을 많이 쓰는 것 역시 허약해진 인체의 바다를 보충하려는 노력이다.

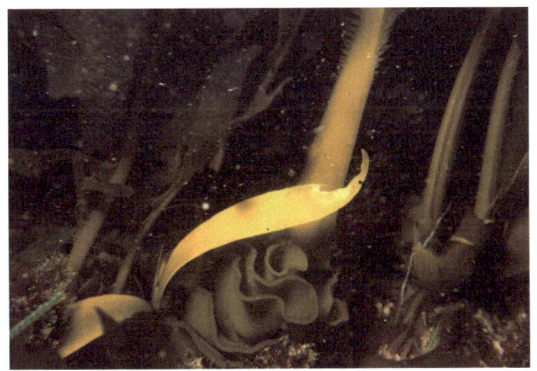
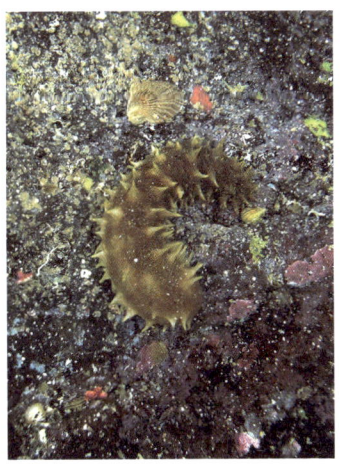

미역(왼쪽) 2005.12 CSIRO
해삼(오른쪽) 2004 하와이 Brocken Inaglory

약한 짠맛은 가래와 멍울을 녹인다

모든 수생생물은 물의 기본 맛인 약한 짠맛(鹹味-다양한 미네랄이 함유되었음을 의미한다)을 가지고 있다. 약한 짠맛은 뭉친 것을 녹여주는 효능으로 목의 가래, 전신의 멍울, 종양을 제거한다. 음주 후 조개탕을 먹으면 아주 시원하다고 느끼는데, 음주로 생긴 목의 가래를 약한 짠맛의 조개탕이 제거해주기 때문이다. 몸 여기저기에 생기는 멍울 제거에도 미역, 다시마, 김 등의 해조류와 조개류 등이 좋다.

5
소변이 잦을 때는 견과류와 닭똥집을

　나이 드신 분들 중에 소변이 잦거나, 소변을 참지 못하시는 분들이 많다. 한의학에서는 방광 속에 오줌을 저장하는 물탱크가 있는데, 수도꼭지를 열면 소변이 나온다고 본다. 그런데 아랫배, 단전의 힘이 약해지면 수도꼭지가 헐거워지고 방광막의 탄력성이 떨어진다. 물탱크에 소변이 얼마 차지 않아도 조금씩 새거나 참지 못하게 된다. 당연히 오줌발노 약할 수밖에 없다. 이와 반대로 단전의 힘이 강하면 수도꼭지가 단단하게 잠겨 있어 물탱크에 오줌을 많이 저장할 수 있고 한 번에 많은 양의 소변을 보므로 오줌발도 세다.

　동의보감은 물탱크(방광)의 수도꼭지를 단단하게 잠그는 방법, 4가지를 다음과 같이 설명하고 있다.

약한 시큼한 맛(弱酸)은 잠궈준다

약간 시큼한 맛은 수렴해서 틀어막는 작용이 있다. 오미자, 산수유와 복분자, 무릎을 튼튼하게 하는 쇠무릎은 모두 약한 시큼한 맛으로 물탱크의 수도꼭지를 단단하게 잠근다. 여름철에 먹는 보신탕은 개고기와 부추가 궁합을 맞추고 있는 음식이다. 둘 다 약한 시큼한 맛을 띠고 단전을 데워주므로 소변이 시원치 않을 때 좋다.

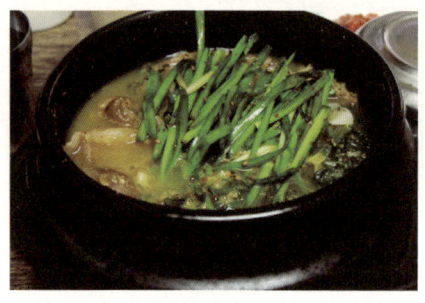

보신탕 + 부추 2014.9 서울 장중엽

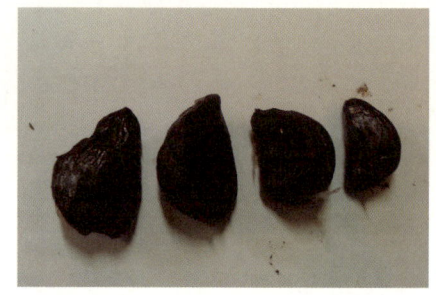

군마늘 2014.9

후끈한 맛(强辛)은 아랫배에 힘을 넣는다

단전의 양기가 강해지면 아랫배에 힘이 들어가면서 수도꼭지를 단단하게 잠글 수 있다. 특히 부추 씨앗은 단전을 데워 소변이 잦은 증상과 아이들의 야뇨증을 치료한다. 군마늘도 아랫배를 후끈하게 하므로 소변이 시원치 않을 때 좋다. 보신탕 역시 후끈한 맛을 가지고 있다.

견과류는 틀어막는다

호두, 연자육, 은행 등 견과류는 딱딱하고 단단하게 틀어막는 기억을 갖고 있어 인체 내에서도 구멍을 단단하게 틀어막는 효과를 재현한다. 정월 부럼은 땀구멍을 막아 겨울철 추위를 이기게 해준다. 견과류는 방광 속 물탱크의 수도꼭지가 헐거운 것도 틀어막아준다. 노인의 소변 문제에 아주 적합한 식품이다.

쫄깃한 막은 방광막을 탄력있게 한다

쫄깃한 동물의 막은 인체의 방광막을 탄력있게 해주어 잦은 소변을 치료해준다.『동의보감 소변』편에 따르면 돼지 오줌보가 좋다. 시골에서 어린 시절을 보낸 분이라면 돼지 오줌보에 바람을 넣어 축구를 해본 기억이 있을 것이다. 워낙 탄력성이 좋아 잘 부풀면서 터지지 않는다. 양이나 염소의 오줌보도 좋다. 이때는 많이 뛰어놀아 방광막이 탱탱한 녀석의 것이 좋다. 방광막이 약한 동물의 오줌보를 먹으면 아무 소용이 없다는 말이다.

쫄깃한 닭똥집과 닭 내장, 탄력성이 좋은 양, 염소, 돼지의 밥통(위)도 잦은 소변에 좋다. 이때도 더 쫄깃한 녀석을 골라야 한다. 모두 고단백 저 콜레스테롤 식품이니 안심하고 먹어도 된다. 다만 통풍 환자는 쫄깃한 막을 피해야 한다.

아는 것이 약이다

변강쇠와 복분자

정력이 강한 남성을 흔히 변강쇠라 부르는데, 한의학적으로 보자면 단전이 강한 남성, 방광막이 탱탱한 남성이라 할 수 있다. 방광막이 탱탱하면 한 번에 많은 양의 소변을 보게 되므로 오줌발이 강하다. 요강을 뒤집는다는 뜻을 가진 복분자가 정력에 좋은 음식이 된 것은 이런 이유 때문이다.

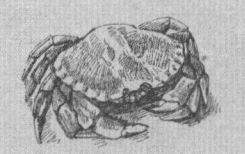

The secret of vital food

Chapter 04

직장인, 임산부, 수험생 건강 지키기

•

힘 좋은 물고기, 족발, 시궁창 오리, 영지, 곰탕으로 차린 밥상 이야기

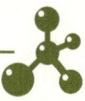

1
기운 없는 남자에게 힘 좋은 물고기를

여름철 경동시장에 나가 보면 뱀장어나 미꾸라지를 사는 주부들이 자주 눈에 띈다. 더위에 지친 남편에게 보양식을 만들어주려는 것이다. 또한 떨어진 양기를 보충해주려는 노력이기도 하다.

남자가 힘이 없다는 것은 생식기가 약해졌다는 것으로, 발기가 잘 안 되거나 조루가 될 수 있다. 생식기는 근육의 집합체이므로 발기가 약해졌다는 것은 근육의 뿌리가 약해진 것이다. 그러면 오줌발이 약해지고 몸이 무겁다. 아랫배와 가슴을 포함해 여기저기 지방이 끼기도 쉽다. 아침에 출근하기도 어려워한다. 이것을 한의학에서는 몸에 습(濕)이 끼었다고 한다.

이럴 경우 치료 방법은 간단하다. 근육을 강화하고, 몸에 낀 습을 소변으로 빼내는 것이다.

근육을 강화하라!

낚시를 해보면 물고기의 힘을 알 수 있다. 뱀장어, 미꾸라지, 낙지, 가물치 모두 힘이 세고 탄력성이 좋다. 사람이 아무리 몸을 꿈틀꿈틀 해봤자, 발끝에도 미치지 못할 것이다.

이러한 근육의 힘은 인체 내에서 근육의 뿌리인 남근을 강화하고 자궁을 튼튼하게 한다. 강한 용트림이 인체 내에서 재현되는 것이다. 물짐승 가운데 탄력성이 좋은 것은 물개다. 물개는 3~4미터 높이를 너끈하게 솟구쳐 오른다. 물개의 성기인 해구신(海狗腎)의 명성은 다 여기에서 나온다.

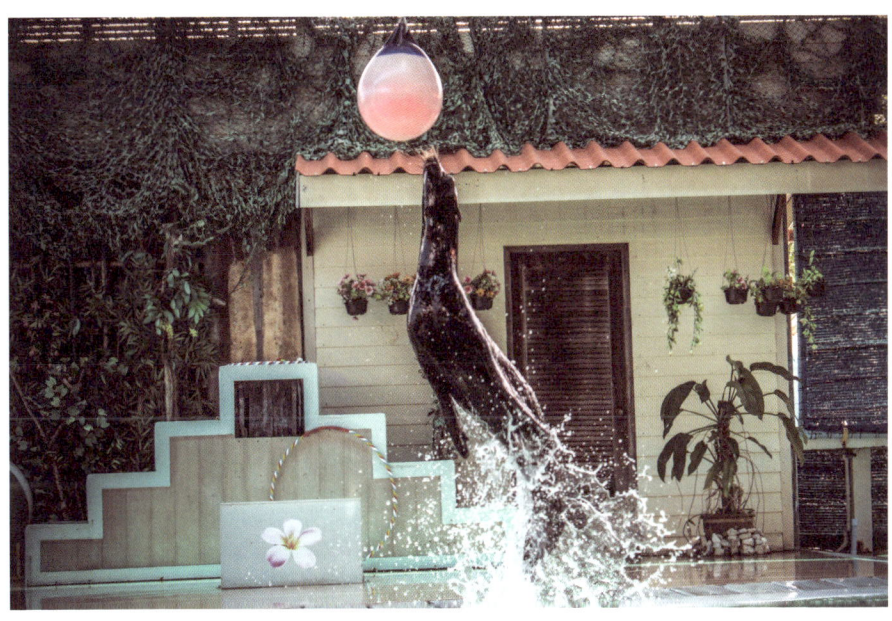

물개 2013. 4 태국 Ermolaevamariya

습을 빼라! 물에 사는 물짐승은 모두 정체된 물이나 습기를 소변으로 빼주는 효과가 있어 몸을 가볍게 해 준다. 그러므로 똑같이 근육이 좋더라도 말이나 늑대 등 길짐승이 아닌 물개, 뱀장어, 미꾸라지와 같은 물짐승이 생식기 강화에 효과적인 것이다.

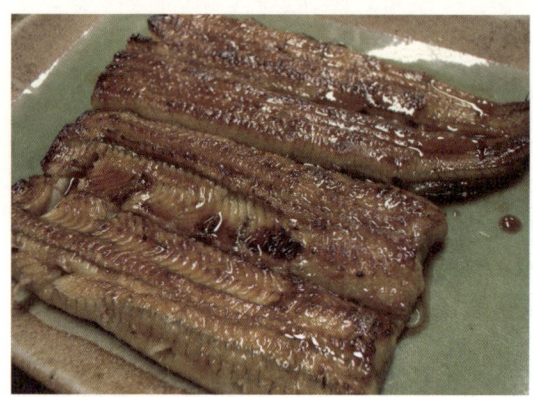

뱀장어 2006.12 일본 Yuichi Kosio

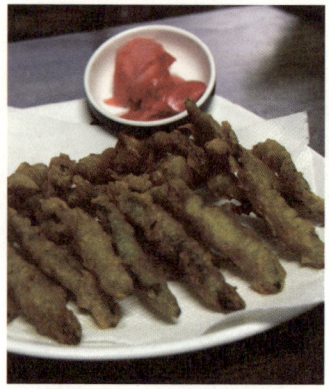

미꾸라지튀김 2014.9 서울 장중엽

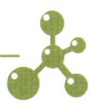

2
젖이 부족한 임산부에게 족발을

산후 젖 분비에 돼지족발이 좋다는 것은 일반인들도 많이 알고 있는 사실이다. 그런데 왜 그럴까? 영양학적으로 보면 우유가 더 낫지 않을까? 돼지 족발보다는 돼지 젖이 더 좋지 않을까? 발 부위와 젖은 무슨 관련이 있을까? 소의 족발은 왜 안 될까? 다양한 의문이 들 것이다. 여기서 그 원리에 대해 짚고 넘어가자.

젖을 분비하는 동물을 포유류(哺乳類)라고 한다.

그런데 포유류는 모두 땅을 뛰어다니는 길짐승이다. 물속을 헤엄치는 물고기나 하늘을 나는 새, 곤충은 젖을 분비하지 않는다. 물론 돌고래, 고래, 펭귄, 박쥐 등은 젖을 분비하는데, 이들이 원래 길짐승이었기 때문이다. 즉 다리로 땅 위를 뛰어다니는 것이 젖 분비와 관련된다는 것을 알 수 있다.

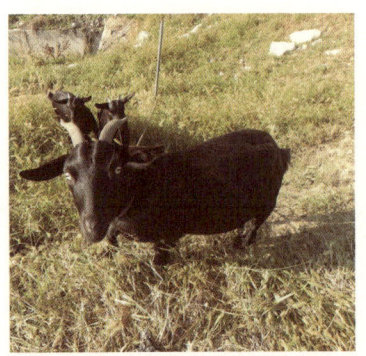
흑염소 2014.9 문경

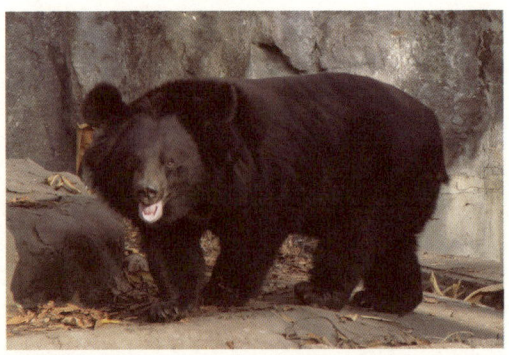
곰 2008.9 과천동물원

다산하는 포유류

같은 포유류라 해도 새끼를 많이 낳는 포유류가 젖을 더 많이 분비할 것이다. 우리와 친근한 동물, 그러니까 12가지 띠 동물 중에서 새끼를 많이 낳는 동물을 찾아보자. 쥐, 소, 호랑이, 토끼, 용, 뱀, 말, 양, 원숭이, 닭, 개, 돼지 중에서 새끼를 한 번에 5마리 이상 낳는 포유류는 쥐(子), 토끼(卯), 개(戌), 돼지(亥)다. 그런데 토끼는 언챙이를 유발한다고 해서 임신 전후 금기 식품이다.

그러면 남은 쥐, 개, 돼지 족발에 젖을 분비하는 효과가 있을까? 돼지 족발이야 그렇다 쳐도, 개 족발과 쥐 족발을 약으로 썼을까? 동의보감과 중화본초에 따르면, 놀랍게도 이들은 모두 젖 분비를 촉진하고 모두 약으로 사용된다. 나머지 띠 동물들의 족발에는 통유(通乳)라고 하는 젖 분비 촉진 효능이 없다. 따라서 다산하는 포유류의 족발은 젖 분비를 촉진한다는 사실을 유추할 수 있다.

개(戌), 돼지(亥), 쥐(子)는 모두 오행(五行)에서 서북방에 해당한다는 것도 공통점이다. 한의학에서 북방은 콩팥, 생식기, 정액, 임신 등과 관련되는데 젖 분비를 촉진하는 효능과 묘하게 일치한다. 이 중 돼지 족발을 가장 많이 쓰는 것은 집집마다 길러 쉽게 먹을 수 있고, 양도 많아서일 것이다.

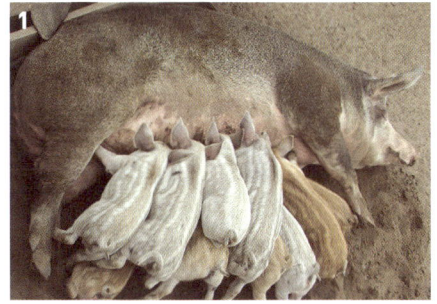
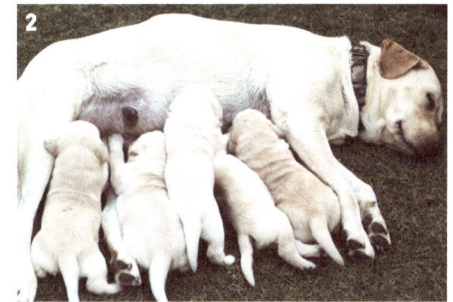
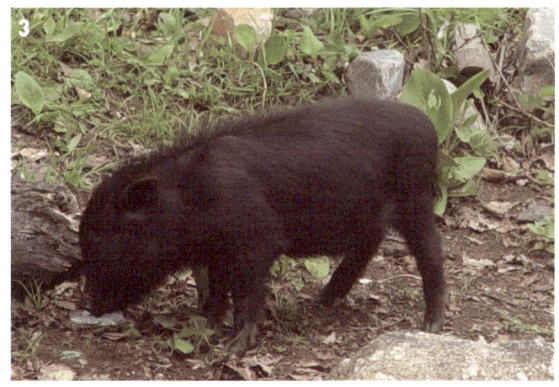

1 다산하는 돼지 2009.8 Bancsip
2 다산하는 개 2014.1 Seagames50
3 흑돼지

한창 나이의
암컷 흑돼지 족발을 찾아라

젖을 분비하는 힘은 다리에서 나온다. 밭일 등 고된 노동을 하던 여성은 아기를 쉽게 낳고, 영양공급만 된다면 젖도 제대로 나왔다. 하지만 사대부와 귀족 여성은 출산을 쉽게 하지 못하고 젖 분비에도 문제가 많았다. 따라서 많이 뛰어다닌 돼지, 즉 제주도, 지리산에서 방목한 돼지의 족발이 효과가 좋은 것이다.

스페인의 돼지 뒷다리 요리인 하몬은 매우 유명하다.

그 중 가장 고급인 하몬 이베리코 데 벨로타(Jamon Iberico de Bellota)는 도토리를 먹고 방목하여 키운 흑돼지의 뒷다리로만 만든다. 흑돼지엔 어떤 특별한 효과가 있는 걸까?

한의학에서는 색깔을 오장과 연관지어 설명한다. 녹색은 간에, 붉은색은 심장에, 노란색은 비장(脾臟)에, 흰색은 폐장에, 검은색은 신장(콩팥)에 연관되어 있다. 생식기와 젖은 신장이 주관하므로 젖 분비를 촉진하려면 신장 기능이 좋아야 한다. 따라서 젖 분비에는 흑돼지의 족발이 더욱 좋다고 할 수 있다.

수돼지보다는 암돼지가 좋은 이유는 유유상종의 원칙 때문이다.

산후 여성에게는 한창 나이의 암돼지가 더 좋다. 『경효산보 經效産寶』, 『경제총록 聖濟總錄』은 산후 유즙 분비를 촉진할 때 암돼지의 족발을 쓰라고 한다. 결론적으로 말하면 방목해서 키운 한창 나이의 암컷 흑돼지의 족발이 젖 분비에 가장 좋은 것이다.

2005년 경희의료원 장준복 교수팀은 돼지족발을 쥐에게 투여한 결과, 젖을 분비하는 유선조직의 혈관 형성이 촉진되고 젖 분비 관련 유전자의 발현량도 증가했다고 밝혔다.

동의보감 따라잡기

돼지 족발과 개 족발, 쥐 족발

돼지 족발은 기혈을 보충하고 피부를 윤기 있게 하며, 젖이 나오도록 하고, 창독(瘡毒)을 몰아낸다. 허약해서 마른 것, 산후에 젖이 부족한 것, 얼굴이 초췌하고 주름진 것, 옹저(癰疽)로 인한 창독(瘡毒)을 치료한다.

개 족발은 허약한 것을 보충하고 산후에 임산부가 젖이 적은 것을 치료한다. 쥐 족발은 태아가 쉽게 나오게 한다. 태아가 쉽게 나온다는 것은 자궁이 수축하는 것으로 유즙 분비와 같은 효능이다.

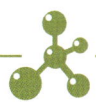

3
산후 조리에는 해산물과 덩굴식물을

산모가 태아를 출산하고 나면 크게 2가지 증상이 나타난다. 하나는 임신 중에 부풀어 있던 몸의 붓기와 피가 빠져나가고 남은 어혈이다. 또 하나는 양수가 터지고 출혈이 되면서 피가 부족한 것인데, 태아를 먹일 젖까지 분비해야 하므로 증상은 더 심해진다.

아기의 백일잔치는 산모가 출산을 마무리했다고 축하하는 자리다. 100일 동안 몸속 찌꺼기를 청소하고 소진된 피를 보하는 등의 산후조리를 잘해야, 비로소 출산이 마무리되는 것이란 의미다.

미역은 붓기를 빼주고, 잉어는 젖을 잘 나오게 한다

물속 생물은 물을 배제하는 힘이 강하다. 해산물의 이런 특징은 술독을 빼낼 때나 산후 조리에 많이 응용된다. 산후에 즐겨 먹는 미역, 다시마, 붕어, 잉어, 가물치 등이 그 예이다. 이들은 산후 붓기를 빼주고, 몸속 찌꺼기를 청소해 준다.

잉어, 메기, 미꾸라지, 새우 등은 수염이나 털이 많다. 털이 많은 것은 한의학적으로 피가 많다는 의미다. 수염이 난 물고기는 피를 보충해주면서, 피와 형제지간인 젖도 잘 나오게 해주는 효능을 갖고 있다(補虛通乳). 피를 보충해준다는 의미에서는 털 많은 다른 생물을 이용해도 된다. 어류, 양서류, 파충류, 조류, 포유류 중 털 많은 동물은 포유류다. 이 중 검은색 털을 가진 흑염소는 피를 보충해 젖을 잘 나오게 한다.

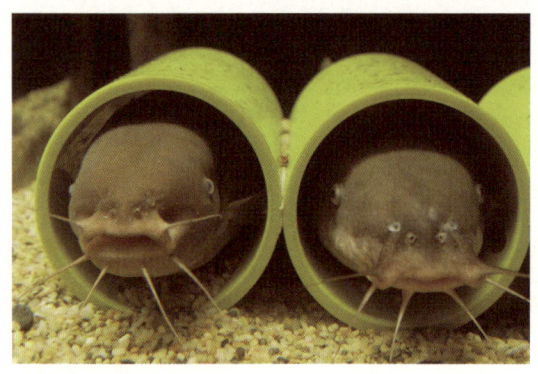

전기메기(왼쪽) 2009.4 아쿠아리움
미꾸라지(오른쪽) 2014.4 Yezenghua21

바다, 연못, 갯벌에 사는 생물은 비위를 돕는다

서해안 갯벌은 형성된 지 8,000년 이상 되었다고 한다. 갯벌이 수천년의 역사를 기억하고 있다는 말이다. 연못 바닥의 진흙 역시 오랜 시간을 기억하고 있다. 소금을 오래 묵히면 간수가 빠져 나가고, 김치나 메주를 오래 묵히면 발효된다. 이들의 공통점은 모두 비위의 소화 기능을 돕는다는 것이다. 따라서 진흙, 갯벌에서 흙의 엑기스를 빨아먹으며 자란 물고기는 소화를 돕는다는 공통된 효과가 있다.

소화 흡수가 잘 되어야 젖이 잘 도는 것은 당연한 이치다. 이때 연못의 진흙과 바다의 갯벌에서 자란 가물치, 붕어, 잉어, 숭어, 주꾸미, 낙지를 먹으면 소화 흡수를 도와 젖이 잘 나오게 한다. 물고기뿐 아니라 미역, 다시마, 매생이 같은 해조류, 미나리, 클로렐라도 같은 역할을 하며 연못의 진흙에서 사는 연근은 산후 어혈을 풀어준다.

산후에 너도나도 미역국, 붕어 엑기스, 가물치 등을 먹는 것이 다 이런 이유 때문이다. 임신부가 해조류, 생선류를 많이 먹어 DHA 공급이 늘어나면 태아의 뇌 성장, 발육에도 좋다.[7]

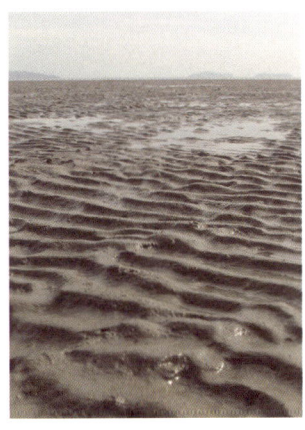
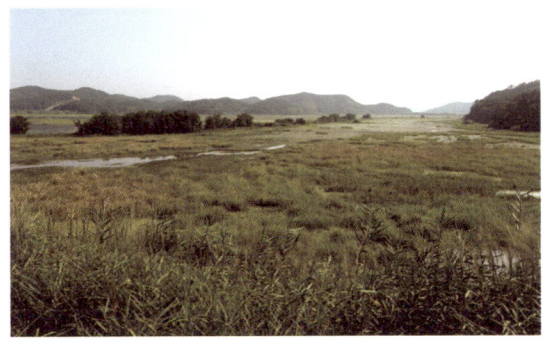

갯벌(왼쪽) 2009.8 석모도 **우포늪**(오른쪽) 2014.6 창녕 최창일

덩굴 열매는 젖 분비에 좋다

덩굴식물은 물 많은 곳에 뿌리를 내리고, 다른 식물을 휘감고 올라가 넓은 잎을 펼치기 때문에, 물 흡수와 광합성에 유리하다. 그래서 열매를 크게 맺고 진액이 많은 것이다. 이런 특징으로 인체에 진액을 보충하는 효과가 있다.

또한 덩굴식물은 꼬불꼬불한 덩굴을 통해 뿌리에서 몇 십 미터 떨어진 부분까지 수분을 공급한다. 따라서 인체 내에서도 정체된 수분을 운행시키고, 막힌 관절을 뚫어

주는 힘이 강하다. 산후 오로와 어혈을 소변으로 내보내는 효능이 탁월하다. 이뿐만이 아니라 막힌 것을 뚫는 효능이 있어 젖도 잘 나오게 한다. 산후에 덩굴 열매의 대명사인 늙은 호박, 완두, 팥을 많이 먹는 이유가 이것이다.

한약재 중 젖 분비 촉진에 많이 쓰이는 목통(木通)은 으름덩굴의 줄기 부분이다.

> **아는 것이 약이다**
>
> ### 임산부, 호박은 되고 수박은 안 된다
>
> 우리가 즐겨 먹는 덩굴 열매가 바로 수박과 오이다. 그런데 일반적으로 박과 열매는 성질이 차갑기 때문에 산후풍에 걸릴 우려가 있어 산후에 피해야 한다. 차가운 덩굴 열매는 안 되는 것이다. 그런데 똑같이 박과 열매이지만 늙은 호박은 예외다. 늙은 호박은 차가운 성질이 약해져 산후풍의 위험 없이 산후 붓기를 빼준다. 단 출산 직후는 피하고 한 달쯤 지나서부터 먹는 것이 좋다.

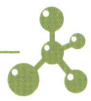

4
해독이 필요하면 시궁창 오리를

 유황오리가 우리의 전래 음식이라 잘못 알고 있는 분들이 상당히 많다. 사실 유황오리는 1989년 인산 김일훈 선생이 『신약(神藥)』이라는 책에서 처음 소개한 용어다. 그렇다면 인산 선생은 왜 오리에게 유황을 먹일 생각을 했을까? 먼저 오리의 특성을 살펴보자.

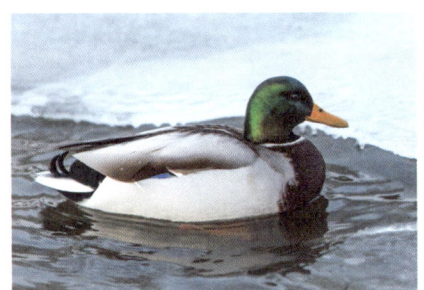

청둥오리 2012.12 노르웨이 Bjørn Hovdal

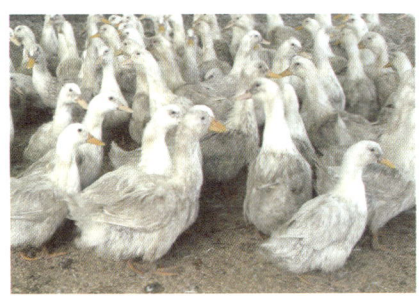

유황오리 2009.4 함양

오리는 해독력의 화신이다

오리는 청둥오리가 가축으로 변한 것이다. 오리를 관찰해보면 굉장히 더러운 물에서 사는 것을 알 수 있다. '만약 사람이 저 물을 마시면 바로 죽을 텐데'라는 생각이 절로 드는 시궁창에서도 오리는 끄떡없다. 심지어 염산이나 양잿물을 먹여도 죽지 않는다. 스스로 해독할 수 있기 때문이다.

인산 선생은 이를 보고 집오리의 뇌에 해독제가 있다고 했다. 집오리는 병에 걸리지 않고 다쳐도 잘 곪지 않는데, 이는 집오리가 짠맛을 머금고 있기 때문이다. 생선을 소금에 절여 놓으면 상하지 않는 것과 같은 이치다. 오리는 거의 해독력의 화신이라 할 만하다.

여러 가지 육류를 불에 익혀 보면 닭고기, 소고기, 돼지고기, 오리고기 순으로 익는다. 닭고기는 열이 많아서 금방 익지만, 오리고기는 차가워서 잘 익지 않는다. 오리고기는 이렇게 성질이 차갑기 때문에, 뜨거운 독을 잘 풀어 준다.

독을 독으로 치료하다

현대 사회는 공해독과 약독에 찌든 사회라 할 수 있다. 텃밭에서 직접 재배한 채소도 믿을 수 없다. 공기 오염, 토양 오염, 수질 오염에서 자유로울 수 없기 때문이다. 하물며 인공조미료와 화학첨가물이 가득한 먹거리와 의약품은 몸을 더욱 독에 찌들게 만든다. 현대 사회의 스트레스 또한 정신적 독이라 할 수 있다.

그런데 이러한 독을 치료해 주는 것으로 유명한 것이 유황오리다. 유황은 예로부터 단전을 따뜻하게 데우는 보양제로 알려져 있다. 냉병 치료에 온천이 추천되는 것도 온천에는 유황 성분이 함유되어 있기 때문이다. 그러나 아이러니하게도 유황 자체에는 독이 있어 사람이 직접 복용할 수가 없다. 독성이 있는 유황을 오리에게 먹인 후, 그 오리를 먹음으로써 독이 독을 치료하도록 한 것이 유황오리의 원리다.

유황과 오리의 절묘한 만남

인산 선생은 해독력이 탁월하고 찬 성질의 오리에게, 독성이 있고 뜨거운 유황을 먹여서 해독과 보양이 하나로 어우러지게 했다. 일종의 제물이나 희생양인 셈이다. 그런데 오리에게 유황을 먹이는 것이 쉬운 일이 아니다. 닭에게 유황을 먹이면 열을 받아서 금방 죽어 버린다. 오리는 그나마 잘 버티기는 하지만, 용량을 조절하지 못하면 오리 역시 깃털이 빠지다 죽어버린다.

제대로 키운 유황오리는 인체의 화공약독, 공해독을 치료하기 때문에, 각종 암과 난치병에 특효가 있다.

아는 것이 약이다

오리 기름은 정말 먹어도 될까?

오리는 물에 떠서 살아야 하기에 방수와 체온 유지가 필수적이다. 차가운 물에서 지방이 응고되면 안 되기 때문에, 상온에서 액체 상태인 불포화지방산 형태의 지방을 갖고 있다. 오리는 똥집 위쪽에 기름을 저장해 있다가 추운 겨울에 대비하거나 깃털에 묻혀 방수 기능을 한다.[8]

물에 사는 생명체는 체액을 순환시켜 소변으로 배설함으로써 피를 정화하는 효능이 있다. 생선, 물개, 고래, 펭귄의 기름도 체액을 순환시켜 소변을 잘 나가게 하고, 피를 맑게 한다. 오리는 조류이지만 이런 물에 사는 생명체와 비슷한 해독, 정화 기능을 갖고 있다.

오리와 물에 사는 동식물의 기름은 불포화지방산이 많아 인체 내에서 굳지 않는다. 이 중 고래는 덩치가 커서 체온 유지가 잘 되므로 포화지방산이 많은 편이지만, 물에 살기 때문에 피를 맑게 유지할 수 있다.

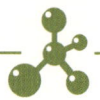

5
불면증에 시달린다면 영지를

 버섯은 보통 그늘지고 습기 많은 땅에서 자란다. 그런데 유독 영지(靈芝) 버섯은 햇빛이 조금 들고 습기가 덜한 곳에서 자란다. 그래서 영지를 채취할 때는 깊은 계곡보다 능선 쪽을 뒤지게 된다. 영지는 죽은 참나무 뿌리 근처의 돌멩이나 죽은 참나무 밑동에 바로 붙어서 자란다.

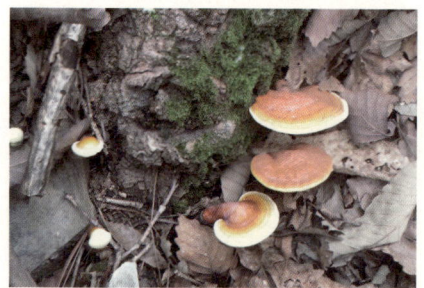

영지 2014.8 가평

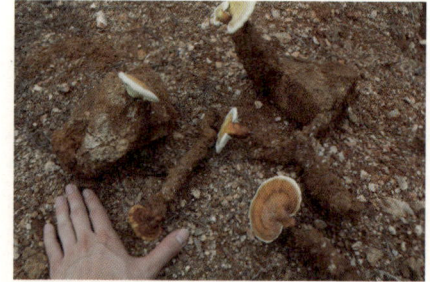

돌에 붙어 자란 영지 2014.8 남양주 지형민

영지는 돌멩이에 붙어 자라면서 돌의 정기를 뽑아 먹는다. 영지가 붙어서 자란 돌멩이는 쉽게 부스러지는 것을 볼 수 있다. 돌의 정기를 먹고 자란 영지는 돌처럼 딱딱해져서, 말려도 형태를 그대로 유지한다. 느타리, 송이, 표고 등과는 완전히 다르다.

영지는 돌의 기운을 머금고 있다

다른 버섯과 달리 돌멩이에 붙어 자라는 영지버섯에 대해 『본초문답』은 이런 힌트를 주고 있다. '동물과 식물은 진정시키는 작용이 없고, 오직 광물과 돌이 본래 진정시키는 작용이 있다. 따라서 혼백의 안정, 정신의 안정, 새어나가는 것을 틀어막을 때는 광물과 돌이 중요하다.'

광물과 돌은 들뜬 정신과 혼백을 무겁게 눌러서 진정시키는 힘이 있다. 따라서 진정작용이 있는 한약에는 주사, 자석, 금박, 은박, 쇳가루 등 대체로 무거운 광물석들이 많이 포함되어 있다.

영지는 돌의 정기를 받아 정신과 혼백을 안정시키는 효과가 있다. 그래서 영지를 달여 마시면 묵직하게 가라앉는 기운을 느낄 수 있다.

지혈작용을 하는 석이버섯과 바위손

돌에 붙어 자라는 석이버섯도 마음을 안정시키는 효과가 있지만, 그보다는 피가 뜨거워져 출혈된 것을 지혈시키는 것이 주 효능이다. 바위에 붙어 자라는 바위손, 부처손(卷柏)도 출혈이 일어난 것을 멎게 한다. 고산병에 특효인 돌나물, 고산 바위에서 자라는 홍경천(紅景天), 지의류(地衣類)인 석기생(石寄生), 고란초과의 석궐(石蕨)도 지혈작용이 있다.

돌과 바위라는 비슷한 환경은 종을 초월해 비슷한 효과를 나타낸다. 비슷한 환경에서 살아남기 위해 비슷한 적응 방식을 채택하기 때문이다. 이러한 적응 방식이 약효로 나타난다.

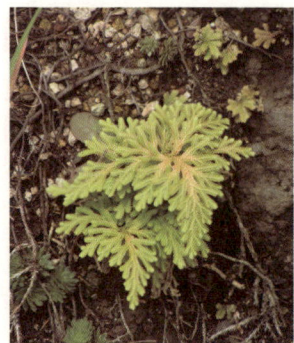
바위손 2009.8 제주도

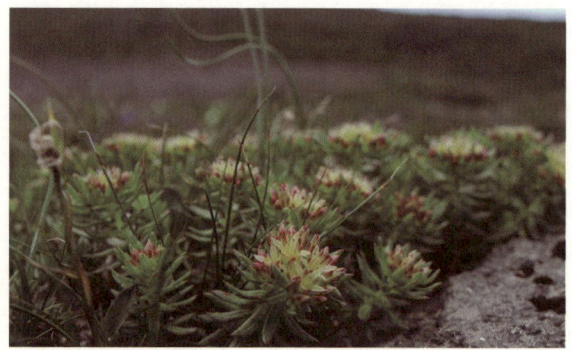
장백홍경천 2008.7 백두산 王辰

아는 것이 약이다

바위에 붙어 사는 영지와 석이버섯은 왜 약성이 다를까?

석이버섯, 바위손, 석기생, 석궐 등은 바위 표면에 살짝 붙어 있어 물을 지속적으로 공급받기 어렵다. 바위 위에 낀 이슬을 받아먹으며 근근이 살아가는 것이다. 따라서 수분을 빼앗기지 않으려고 필사적인 노력을 한다. 이것이 인체 내에서는 피를 잃지 않으려는 지혈 효과로 나타난다. 비슷한 환경에 있는 선인장 역시 지혈 효과가 있다.

그러나 영지는 이와 다르다. 영지는 땅 밖으로 나온 지상부보다 땅속 부분이 더 많다. 땅속 깊이 파고들어가 물과 영양분을 충분히 공급받으며 돌멩이의 정기도 빨아들인다. 이것이 정신과 마음을 안정시키는 효과로 나타나는 것이다.

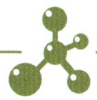

6
황달엔 식물의 순과 미나리를

황달이 생기는 과정은 누룩을 띄우는 것과 비슷하다. 짚더미에 물을 붓고 누룩을 덮어 두면 습열이 훈증된다. 황달도 이처럼 몸속에 습열이 훈증되면서 온몸이 노랗게 되는 것이다. 습열이 뭉치면 소변이 잘 나오지 않는다. 그러므로 황달은 땀을 내고 소변을 잘 나오게 해서 습열을 제거해야 한다. 술독을 푸는 것과 유사하다.

순(筍)은 습열을 제거한다

씨앗이 땅을 뚫고 나온 이후, 태양을 받고 급격한 속도로 자란 상태를 순(筍)이라고 한다. 그리고 모든 순은 덩굴의 속성을 갖는다. 원래 곧게 자라는 식물이라도 어릴 때는 굽어서 자랄 줄 아는 것이다. 장애물을 만나면 재빨리 굽어서 제 갈 길을 찾아간다. 식물의 순은 성장하는 힘이 강하고 덩굴의 속성이 있어 순환에 좋다. 그러므로 몸을 정화시키고 몸의 습열과 어혈도 제거해 준다. 습열이 원인인 황달에도 당연히 좋다.

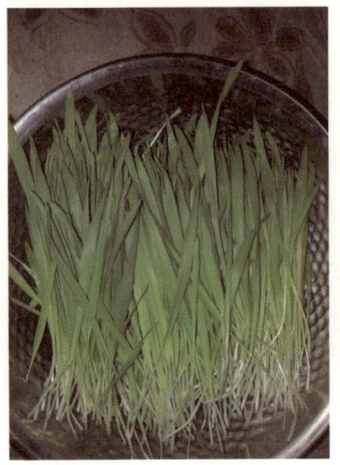

보리 순 2014.1 부산 최림

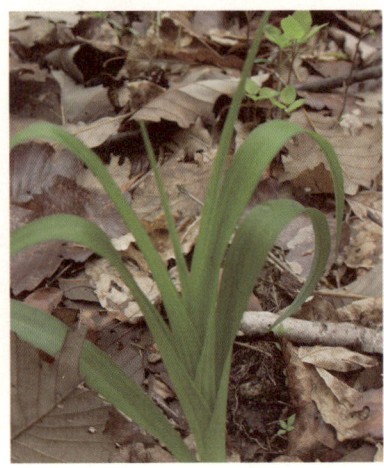

원추리 순 2009.4 검단산

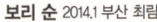 아는 것이 약이다

사철쑥, 개똥쑥도 순일때 약효가 좋다

황달의 기본 약으로 쓰이는 사철쑥(인진호), 개똥쑥(청호)은 모두 순을 쓰는 것이다. 미국의 밀싹 요법과 일본의 보리싹 요법이 황달에 사용되는 것도 같은 이유 때문이다. 원추리 순, 죽순, 고사리 순 등 모든 순이나 싹류는 기본적으로 황달에 좋다. 사철쑥이나 개똥쑥의 효능이 조금 더 강하다는 것뿐이다.

덩굴식물은 해독한다

덩굴은 구불구불 굽어 자라면서 30m 이상 떨어진 곳까지 물을 공급한다. 덩굴식물의 이런 운동성은 체내에서 체액을 순환시켜 붓기를 빼 주고, 해독하는 기능을 한다. 정체된 습열을 소변으로 빼내주는 효과가 강해서 습열로 인한 황달을 치료한다.

『동의보감 황달』 단방에도 칡뿌리(갈근), 하늘타리 뿌리(과루근), 꽈리 뿌리(산장초), 왕과

근, 수세미오이 열매(사과), 호리병박(고호) 등 덩굴식물의 뿌리와 열매가 많이 나온다.

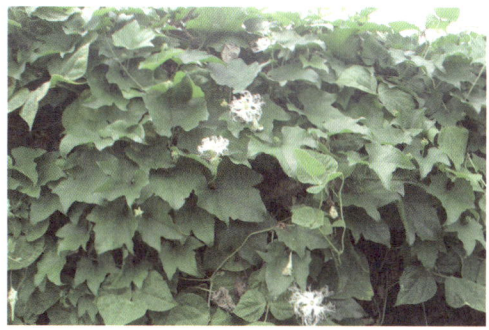
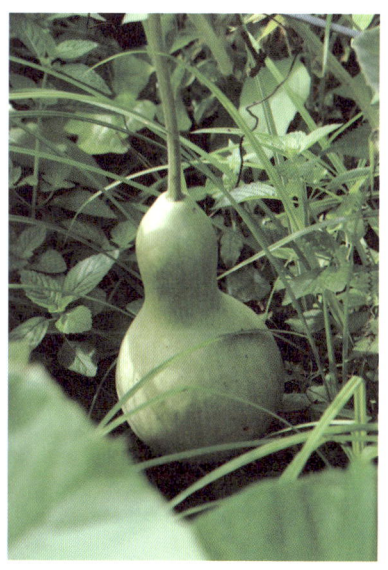

하늘타리(왼쪽) 2009.8 제주도
호리병박(오른쪽) 2014.8 철마산 지형민

정체된 황달엔 연못 생물

물에서 자라는 생물은 물과 습기를 잘 돌리는 특성이 있다. 그런데 습이란 물이 정체된 것이므로, 흐르는 물에 사는 생물보다 연못이나 늪 등 정체된 물에 사는 생물이 습을 더 잘 운행시킨다. 따라서 연못 생물은 습열이 정체된 황달에 좋다. 『동의보감 황달』 단방에서는 붕

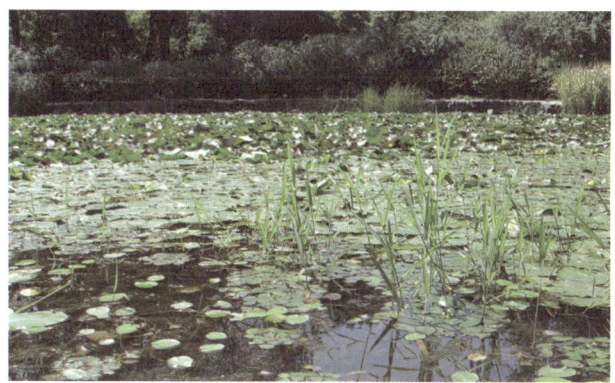

연못 2009.9 광릉수목원

어, 잉어, 자라 등의 물고기와 미나리, 순채 등의 식물을 권하고 있다. 묘하게도 전부 연못에 사는 생물들이다.

아는 것이 약이다

버릴 것이 하나도 없는 연蓮

연못 식물 중의 대표라면 연을 들 수 있다. 연은 꽃, 잎, 수술, 줄기, 뿌리 모두를 식용이나 약재로 쓰는 쓸모 많은 식물이다. 연 뿌리(蓮根)에는 조그만 상처가 생겨도 끈적끈적한 진액이 나와 본드처럼 굳는다. 수렴하는 힘이 강한 것이다. 이런 효능은 출혈과 기침을 멎게 하는 힘으로 나타난다.

연꽃은 차로 이용되는데 동의보감에 따르면 '마음을 진정시키고 몸을 가볍게 한다.' 연꽃의 수술은 연화예(蓮花蘂)라고 하는데 달여서 차로 마시면 소변이 잦은 것, 냉과 하혈 과다를 막아준다. 연화예는 연의 생식기 부분이므로 생식기와 배뇨기에 작용하는 것이다.

연의 씨인 연자육(蓮子肉)은 달고 떫은 맛이 나는데, 진흙 속에서 2000년을 기다렸다가도 발아할 정도로 생명력이 넘친다. 수렴하는 힘이 강해 몸에서 진액이 새어 나가는 것을 틀어막아주므로 단백뇨나 설사에 사용된다.

연잎은 시골에서 아이들이 우산처럼 쓰고 다닐 정도로 잎이 크고 넓다. 잎이 넓다는 것은 모공이 많다는 말이다. 연잎을 먹으면 내 몸속의 숨구멍을 열어 피부호흡이 잘 되게 해주고 더위를 풀어준다. 그래서 여름철에 연잎차, 연잎밥, 연잎 냉면을 많이 먹는 것이다.

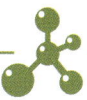

7
두뇌가 좋아지는 먹거리

한의학이 서양의학과 다른 점은 두뇌를 바라보는 관점이다.

한의학에서는 뇌수와 척추, 뼈, 오장육부를 하나의 정액 주머니로 본다. 정액 주머니에 정액이 가득 차면 오장육부가 튼튼해지고 뼈도 단단하며 뇌수도 충실해진다. 뇌수가 충실해진다는 것은 바로 두뇌가 활성화된다는 의미가 된다.

그런데 정액은 여러 가지 원인에 의해 새어나간다.

책, 컴퓨터, 게임, 스마트폰을 너무 많이 봐서 눈으로 새기도 하고, 음악을 너무 들어 귀로 새기도 하고, 말을 너무 많이 해서 입으로 새기도 한다. 야식, 과식, 과음 등 식사가 불규칙하거나, 수면이 불규칙하거나, 성생활이 지나치거나, 스트레스, 근심 걱정으로 속을 너무 끓여도 오장육부의 정액이 새어나간다. 정액 주머니에서 정액이 새어나가면 어지럼증, 심장 두근거림, 뒷목 결림, 요통, 이명, 전립선 비대 등의 증상이 나타난다.

머리는 늘 시원해야 한다

자연에서는 뜨거운 것은 위로 뜨고, 차가운 것은 아래로 가라앉는다. 그런데 사람은 에너지를 써서 아랫배를 따뜻하게 하고, 머리를 시원하게 유지한다. 즉 생명체는 자연법칙과 반대로 유지된다. 그러다가 병이 심하거나 생명이 다해갈 때는 자연 법칙에 따라, 머리는 뜨거워지고 배는 차가워진다. 즉 죽으면 자연으로 돌아간다.

그런데 학생이나 두뇌노동자들은 머리를 과도하게 많이 쓰기 때문에 머리가 뜨거워지기 쉽다.

열이 머리로 뜨면 머리가 맑지 않으며, 눈이 충혈되고 침침하며, 코피가 나거나 코가 막히거나 콧물이 나며, 혓바늘이 생기고 구취가 나며, 목이 붓고 어깨와 뒷목이 뭉친다. 숙면을 취하기 힘들어 불면증이 생기기도 한다.

또한 아랫배가 차가워지면 소화가 잘 안 되고 배가 더부룩하다. 배가 아프고 설사를 하거나 기능성 변비가 나타나며, 정력이 떨어지고 다리에 힘이 빠지며, 발이 차가워지고 붓게 된다.

이럴 때 머리를 시원하게 해주는 다음 음식들로 증상을 완화시킬 수 있다.

① **차** : 국화차와 박하차, 작설차, 결명자차는 머리의 열을 내려준다.

② **해조류** : 미역, 다시마, 매생이, 김, 파래, 청각 등 해조류는 체액을 잘 순환시키기 때문에 머리에 뜬 열을 소변으로 내보내 식혀준다. 그리고 약한 짠맛이 뼈를 튼튼하게 하고, 혈액을 정화해주므로 머리가 맑아진다.

③ **봄나물** : 씀바귀, 상추, 냉이, 두릅, 머위 등 약간 쓴 봄나물과 브로컬리, 배추, 양배추 등 서늘한 채소류는 모두 머리의 열을 식혀준다. 커피가 잠을 깨게 하는 것도 약한 쓴맛 때문이다. 몸이 찬 사람이 커피를 많이 먹으면 배탈이 나고 잠을 잘 못 자므로 주의해야 한다.

④ **메밀** : 메밀, 결명자, 녹두로 만든 베개를 베고 자면 눈과 머리가 맑아지며, 잠을 푹 자게 된다.

⑤ **천문동, 연자육** : 마음을 안정시켜 머리를 시원하게 하는 약재다. 그 외에도 복신, 원지, 석창포가 마음을 안정시켜 머리를 맑게 한다. 천궁의 향을 맡는 것도 효과적이다.

파, 마늘, 무, 고추, 생강, 겨자 등 매운 음식은 주의해야 한다. 과하게 섭취하면 머리의 정액이 소모되기 때문이다.

뇌를 가득 채워야 한다

건물의 뼈대가 H빔이듯, 인체의 뼈대는 뇌수와 척추이다. 이들은 가장 깊은 부위에 있으므로 가장 무겁다. 뇌수와 척추의 정액을 잘 갈무리하면 뇌수가 충실해져 총명해진다. 뇌를 채우기 위해서는 단단한 견과류와 심해의 등 푸른 생선이 좋다.

◉ 견 과 류

단단한 껍질 속에 들어 있는 과일은 인체의 깊은 곳, 즉 정액 주머니를 단단하게 응축, 수렴시켜 준다. 즉 뇌수를 채워 준다. 약간 떫거나 짠 견과류, 추운 지역에서 자란 견과류가 좋은데 연자육, 밤, 좁쌀, 호두, 잣, 은행 등을 하루 한 줌 정도 먹는 것이 좋다.

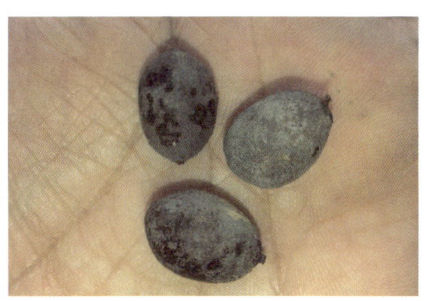

연자육 2013.10 경산

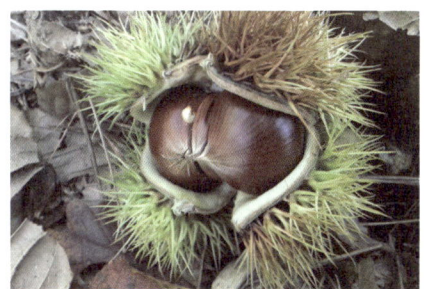

밤 2014.9 철마산

● 심해의 등 푸른 생선

심해 물고기는 사방에서 조이는 높은 수압을 버티기 위해 단단하게 수렴, 응집하는 힘이 강하다. 심해의 등 푸른 생선을 먹으면 이러한 생명력을 내 몸속에서 재현시킬 수 있다. 심해의 높은 수압은 견과류의 압력과 비슷하다. 그래서 심해 생선이나 견과류는 모두 불포화지방산인 오메가(ω)-3 지방산이 많다.

참치, 고등어, 꽁치, 가다랑어, 장어, 정어리, 방어는 오메가(ω)-3 지방산의 보고이다. 특히 생선의 눈과 머리를 먹으면 사람의 눈과 머리도 밝아진다. 머리에 좋다고 하는 DHA 역시 생선의 눈과 머리에 집중적으로 분포되어 있다.[9] 등 푸른 생선은 산패되기 쉬우므로 신선한 상태로 섭취해야 한다.

하체가 따뜻해야 머리가 맑아진다

하루 종일 앉아있는 현대인은 어깨와 머리 쪽으로 열이 뜨고, 배와 하체는 차가워지기 쉽다. 음식과 운동으로 체온을 올려주면 기억을 관장하는 부위인 해마(hippocampus)의 혈액 순환이 좋아지면서 머리가 맑아진다. 기억력 저하와 치매까지 예방된다.[10] 체온을 올리는 핵심은 운동을 통해 근육을 기르는 것이다. 쉬는 시간에는 줄넘기, 달리기, 무릎 및 허리 굽혔다 펴기 운동을 자주 해주는 것이 좋다. 그리고 매일 밤 잠자기 전 41℃ 정도의 욕조에 몸을 담그는 것도 훌륭한 습관이다.[11] 또한 하루에 1~2회 공복 상태에서 아랫배에 핫팩을 30분 정도 하면 아랫배가 따뜻하게 유지된다. 음식으로는 계피차, 군마늘, 생강차가 좋다.

아는 것이 약이다

생활 속 하체를 튼튼하게 만드는 습관

평범하지만 다리를 많이 써서 운동하는 것이 가장 좋다. 조깅과 등산 같은 운동이 좋고, 호흡을 할 때 아랫배까지 내리는 복식호흡을 하면 단전이 강화되어 하체가 튼튼해진다. 이 외에도 발바닥 지압이나 교정봉으로 척추를 자극하는 것, 족욕, 일본에서 인기 있는 발목, 손목 펌프운동도 효과적이다.

길짐승의 뼈는 뼈와 근육을 튼튼하게 하고 진액이 새는 것을 막아준다. 녹골(사슴 뼈)이 대표 약재이다. 소뼈, 돼지뼈, 염소뼈에도 이런 효능이 있으므로 가끔 사골국, 도가니탕을 먹는 것은 나쁘지 않다. 다리에 힘이 없다면 우슬(쇠무릎)이 특효다. 모과와 오가피, 겨우살이(곡기생)도 도움이 되며 생밤을 빈속에 먹으면 다리에 힘이 생기게 된다.

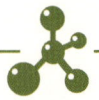

8
눈이 밝아지는 먹거리

현대 사회는 눈으로 살아가는 사회다. TV, 컴퓨터, 스마트폰… 자연광이 아닌 인공광으로 인해 눈은 점점 피로해지고 건조해지고 나빠지고 있다. 눈을 보면 그 사람이 정신적으로나 육체적으로 건강한지 아닌지 알 수 있다. 홍채진단기로 보면 어디가 병들었는지도 진단할 수 있다. 오장육부, 척추, 뇌의 상태가 유일하게 밖으로 드러난 곳이 바로 눈이다.

눈은 조개다

조개의 껍데기는 뼈처럼 단단하고, 속살은 부드럽고 미끌미끌하다.

사람의 몸속에도 단단한 껍데기가 부드러운 부분을 싸고 있는 것이 있으니 바로 뇌와 눈이다. 비슷한 구조는 비슷한 구조에 작용한다는 것이 한의학의 물류(物類) 개념이다. 이렇듯 비슷한 구조로 인해 조개류는 모두 눈과 뇌에 좋다.

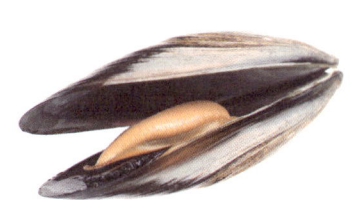

조개 2013.1 라트비아 Aleksandrs Samuilovs

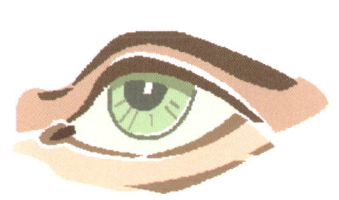

조개 형태의 눈

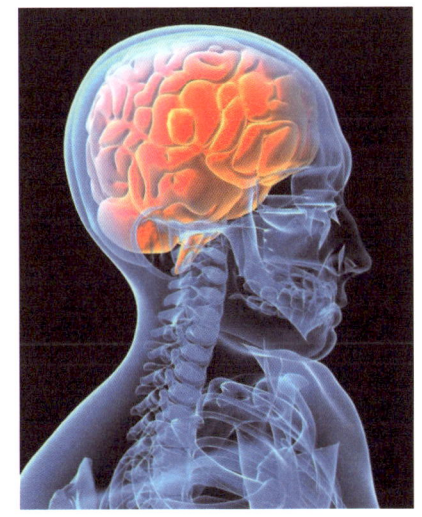

조개 형태의 뇌

조개 중에서는 전복이 최고다. 껍데기와 속살이 모두 눈에 좋다. 전복은 껍데기가 눈에 더 좋아서 석결명(石決明, 눈을 밝게 하는 딱딱한 조개껍데기), 천리광(千里光, 멀리 볼 수 있다)이라 불리기도 한다. 구공라(九孔螺)라고도 하는데, 이는 전복껍데기에 구멍이 9개 난 것이 좋다는 의미이다. 구멍이 10개 이상인 것은 효과가 떨어진다.

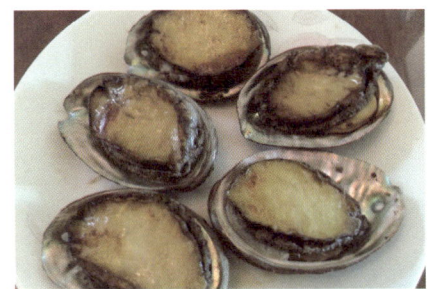

전복 2014.9 부산 김영선

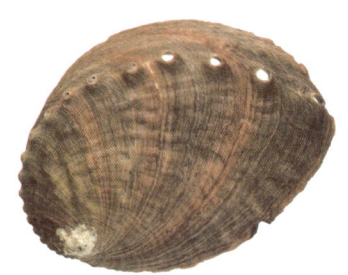

전복껍데기 2014.4 Pancaketom

Chapter 04 직장인, 임산부, 수험생 건강 지키기 ● 137

눈은 미끄러워야 한다

주먹을 쥐었다 폈다를 백 번쯤 해보자. 손가락이 아프고 열이 날 것이다. 그런데 우리 눈동자는 아무리 굴려도 열이 나지 않는다. 우리의 안구는 어느 방향으로나 입체 회전을 하면서도 마찰열이 별로 생기지 않는다. 바로 미끄럽기 때문이다.

그런데 눈에 문제가 생기면 뻑뻑해지고 붓는다. 안구를 돌릴 때도 아프다. 빠질 듯 아프기까지 하다. 눈과 뇌는 기름칠이 잘 되어서 부드럽고 미끌미끌해야 한다. 이때 미끌미끌한 음식은 큰 도움이 된다.

조개 속살은 정말 미끄럽다. 타우린(taurine)이라는 성분이 많기 때문인데, 타우린은 눈에 작용해서 망막을 발달시키고 시력을 회복시킨다. 뇌세포를 보호하고 집중력을 길러 주기도 한다. 타우린은 미끌미끌한 동물에는 모두 존재한다. 새우, 게의 속살과 문어, 낙지, 오징어, 지렁이, 미꾸라지, 뱀장어, 달팽이의 미끌미끌한 피부에도 존재한다. 타우린은 열에 강하므로 조개탕, 연포탕처럼 따뜻하게 먹어도 좋다.

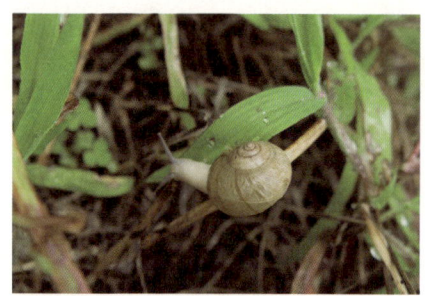

달팽이 2009.8 제주도

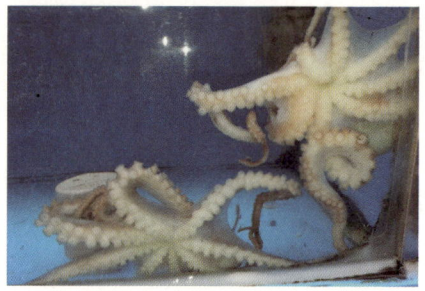

낙지 2013.12 서울

등 푸른 생선의 DHA 효과

우리 몸의 정혈(精血)이 가장 농축된 부분이 뇌와 안구인데, 심해의 등 푸른 생선은 심해의 고압에 농축되면서 우리 몸의 농축된 부분을 더 농축시키는 성질을 갖고 있다. 그래서 눈과 뇌에 아주 좋다. 안구 특히 망막세포는 DHA를 고농도로 함유하고 있는데, 등 푸른 생선에 들어 있는 DHA가 시력 개선에 큰 도움을 줄 수 있다.

눈을 살리는 간, 꽃, 씨앗

눈은 오장육부 중에서 간에 연결되어 있어, 눈이 안 좋을 때 돼지 간, 소 간, 산양의 간, 토끼의 간을 먹는다. 그런데 이들은 모두 길짐승의 간이다. 길짐승은 네 발로 달리기 때문에 근육과 간이 발달하고 눈이 밝다.

『동의보감 눈』 단방에서는 "눈병은 전부 화병이다"고 한다. 열이 눈으로 떠올라서 병이 된다는 것이다. 즉 눈에는 차가운 병이 없다. 따라서 눈병은 모두 눈 부위를 서늘하게 식혀 줘야 한다. 눈은 인체의 가장 윗부분에 위치하고 있기 때문에, 눈에 작용하는 약재는 가벼운 꽃이나 씨앗을 많이 이용한다.

무처럼 무거운 뿌리가 음식을 아래로 내려 보내 소화시키듯, 가벼운 꽃이나 씨앗은 눈으로 올라와 약효를 나타낸다. 감국화, 금은화, 꿀풀 등 가벼운 꽃은 눈에 몰린 열을 향기로 흩어준다. 결명자, 복분자, 냉이 씨, 블루베리, 빌베리 등 가벼운 씨앗은 눈에 몰린 열을 아래로 끌고 내려간다.

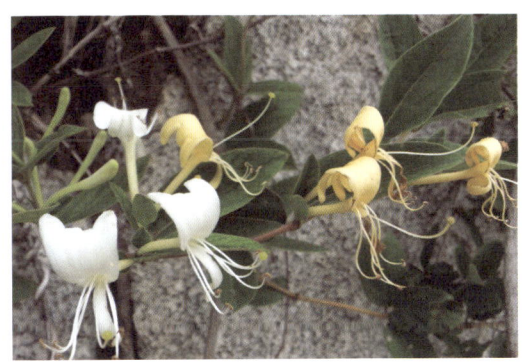
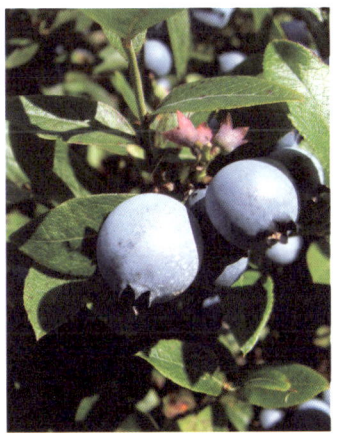

금은화(왼쪽) 2014.6 황매산 이영은
블루베리(오른쪽) 2006.8 캐나다 Madereugeneandrew

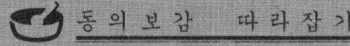

눈을 좋게 하는 생활 습관

동의보감은 책을 덜 보는 것이 첫째이고, 생각을 줄이는 것이 둘째이며, 내면을 보는 것이 셋째이고, 바깥을 덜 보는 것이 넷째이며, 늦게 일어나는 것이 다섯째며, 일찍 자는 것이 여섯째라 말하고 있다. 다음은 눈이 좋아지는 운동과 식습관 및 생활습관이다.

- 눈 자주 감고 있기
- 눈 감고 시계방향 81회, 반대방향 81회 안구 크게 회전시키기
- 손바닥 뜨겁게 비벼 두 눈을 14회 문지르기
- 주색과 스트레스 조심하기
- 닭고기, 술, 밀가루 음식, 찹쌀, 기름 덜 먹기
- 짠 것, 신 것, 뜨거운 것, 매운 것 절제하기
- 많이 울지 않기
- 밤에 작은 글씨 억지로 읽지 않기

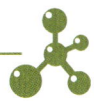

9
뼈 건강과 곰탕의 관계

곰탕이 좋다, 나쁘다 만큼 극단적인 논쟁거리도 없다.

우선 곰탕 반대론자들의 얘기는 이렇다.

'곰탕은 콜레스테롤과 중성지방 덩어리로 피를 더럽게 하고 뇌경색과 치매를 유발하며 담석 결석 등을 조장한다. 뼈에 좋기는커녕 오히려 골다공증을 일으키고, 체질을 산성화시켜 허약한 몸을 더욱 허약하게 만든다.'

한의학의 관점에서는 어떨까? 모든 약은 동시에 독이고, 독은 약이 될 수 있다는 입장에서 보면 이런 극단적 견해엔 동의하기 어렵다. 조선시대 사약으로 쓰던 부자(附子)는 독약이기도 하지만, 좋은 냉증 치료제이기도 하다는 사실을 떠올려보라.

죽처럼 소화가 잘 되는 고기, 곰탕

큰 병을 앓고 난 뒤 또는 기력이 갑자기 쇠약해졌을 때는 풀이나 죽만 먹어서는 기력 회복이 너무 느리고, 고기를 먹자니 비위의 기운이 약해 소화시키지 못한다. 따라서 소화가 잘되면서 기력을 강하게 보할 수 있는 음식이 필요한데, 이것이 바로 곰탕, 도가니탕이다. 고기라서 기운을 크게 보하면서도 죽처럼 소화 부담이 없이 빠른 쾌유를 도와준다.

하지만 곰탕을 매일 먹는다면 콜레스테롤과 중성지방 때문에 피가 더러워지고 여러 가지 병이 생길 것이다. 약은 적절히 써야만 약이지, 지나치면 독이 된다. 『동의보감 길짐승』에는 이런 구절이 있다. '고기를 많이 먹더라도 소화 능력 이상으로 먹어서는 안 된다. 사람은 곡기를 위주로 살아가기 때문에 고기를 지나치게 먹으면 몸에 해로우니, 이는 양생의 도가 아니다.'

뼈는 자신의 살을 소화시킨다

짐승이 살아 있을 때는 뼈와 살이 착 달라붙어 있다. 뼈에 붙은 살코기를 바로 썰어서 구워 먹으면 이빨이 아플 정도로 질기다. 하지만 살코기를 뼈와 함께 오래 달이면 뼈가 살코기를 녹여 씹을 필요가 없을 정도로 말랑해진다.

『동의보감 길짐승』에서는 '고기를 지나치게 먹었을 때에는 그 고기의 즙을 마시면 곧 소화된다. 골은 자신의 살을 소화시킬 수 있으니, 회를 먹고 나서 물고기 머리로

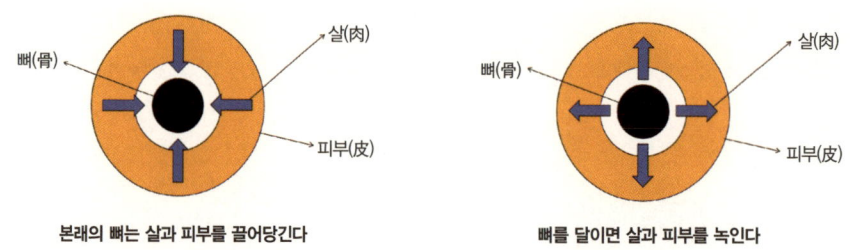

본래의 뼈는 살과 피부를 끌어당긴다   뼈를 달이면 살과 피부를 녹인다

매운탕을 끓여 먹는 것도 이 때문이다'라고 했다. 이때의 골은 뇌수, 골수와 뼈까지 포함하는 개념이다.

왜 닭 뼈나 물고기 뼈는 쓰지 않을까?

곰탕, 도가니탕, 꼬리곰탕의 원료는 모두 소의 뼈다. 왜 닭 뼈나 물고기 뼈는 쓰지 않을까? 문어에 뼈가 없는 이유를 생각해보면 간단해진다. 바다 속은 중력이 거의 없기 때문에 뼈가 튼튼할 필요가 없고, 심지어 없어도 된다. 하늘을 나는 새도 부력을 이용하기에 중력의 압박이 덜하다. 조류 중에는 뼈가 대롱 형태로 변한 것들도 있다.

그런데 길짐승은 무거운 중력을 받으며 네 발로 땅위를 돌아다니기 때문에 뼈가 단단할 수밖에 없다. 중력이 없는 우주공간에서 6개월 정도 지내던 우주비행사가 지구로 귀환하면 골다공증으로 인해 재활치료를 받아야 한다는 사실이 이를 입증한다. 길짐승 중에서 가장 덩치가 큰 소를 이용해 곰탕을 끓이는 것은 어쩌면 당연한 일이다.

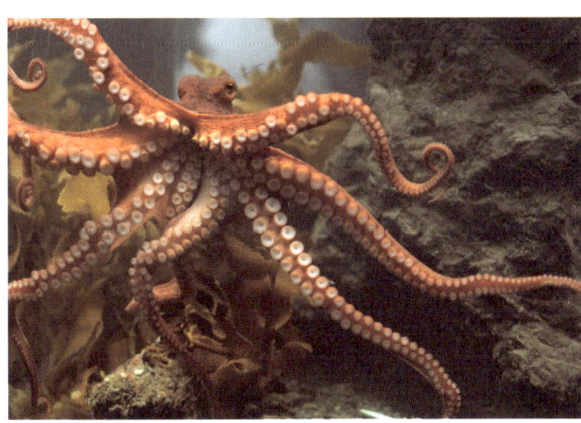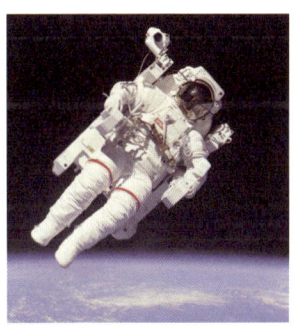

문어(왼쪽) 2012.10 Pseudopanax
우주 유영(오른쪽) 1984.2 NASA

뼈가 튼튼해야 살이 탱탱하다

건물을 지을 때는 제일 먼저 H빔을 박는다. 건물이 클수록 강하고 큰 H빔을 써야 많은 양의 철사와 콘크리트, 외형을 유지할 수 있다. 길짐승 또한 마찬가지다. 크고 단단한 뼈는 마치 자석처럼 살과 피부를 끌어당겨 팽팽하게 유지시켜준다.

거대한 몸집의 코끼리나 매머드를 예로 들어보자. 그들은 뼈가 크기 때문에 살이 많고 피부가 갑옷처럼 단단할 수 있다. 뼈가 약해지면 살과 피부가 풀어져서 축 쳐진다. 살과 피부를 탄력있게 하고 싶다면 뼈부터 건강해야 되는 것이다.

사람이 오랜 병으로 몸져 누워있으면 뼈가 약해지면서 살이 축 쳐지고 팔다리가 저리게 된다. 이때 단단한 길짐승의 뼈를 먹으면 뼈가 튼튼해지면서 팔다리에 힘이 들어가게 된다. 뼈가 약해지면 피부를 끌어당기지 못해 상처가 났을 때 지혈이 안 되거나, 상처가 잘 아물지 않으며, 계속 설사를 하거나, 입이나 피부 헌 곳이 낫지 않는다. 이럴 때도 길짐승의 뼈를 먹으면 살과 피부를 자석처럼 끌어당겨 지혈, 수렴시키는 효과를 발휘한다.

큰 병으로 뼈가 약해지고 살과 피부가 힘없이 늘어질 때 소뼈로 만든 사골국, 도가니탕, 꼬리곰탕, 돼지뼈로 만든 감자탕을 먹는 것은 이런 이유 때문이다. 염소뼈와 사슴뼈도 동일한 효능을 갖고 있다. 뼈가 튼튼해지면 이빨과 머리카락도 같이 튼튼해진다. 물론 좋기로 따지면 호랑이 뼈가 최고이겠지만 구하기도 어렵고, 구하는 것도 불법이다.

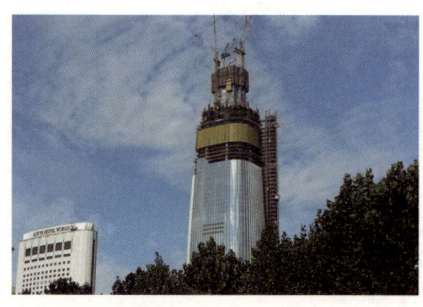
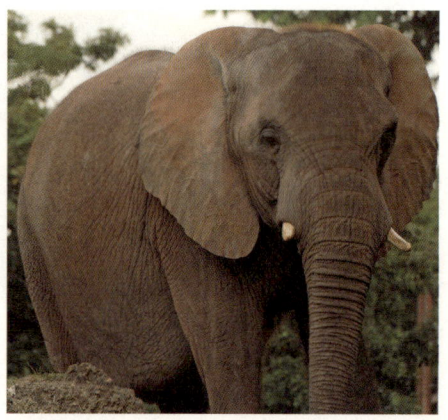

건물 H-beam(왼쪽) 2014.9 서울
코끼리(오른쪽) 2010.10 아프리카 Ivan Cholakov

10
과일을 가장 잘 먹는 방법

식물의 열매 중 우리가 과일이라고 부르는 것은 일부에 불과하다. 참깨도 벼도 고추도 열매지만, 과일이라고 부르지는 않는다. 열매 중에서 단맛이 나는 식용 가능한 열매를 보통 과일이라고 한다. 과일을 정확하게 정의 내리기는 어려운데, 이 나라에서는 과일인 것을 저 나라에서는 채소로 분류하기도 한다.

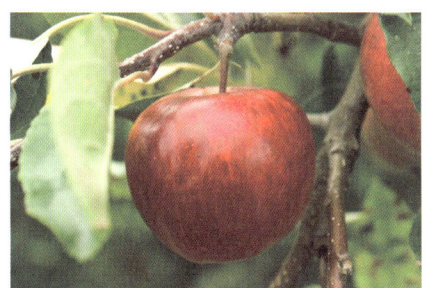

사과 2011.7 영국 Simon Thomas

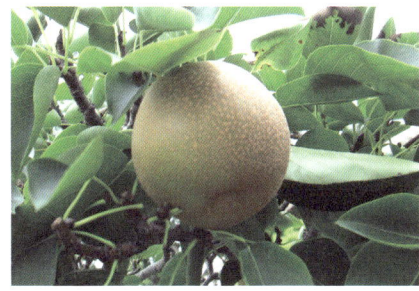

배 2009.8 제주도 엄영신

과일을 껍질째 먹는 것이 좋다는 얘기는 많이 들어보았을 것이다. 왜 그럴까? 모든 사물에는 반드시 존재 이유가 있다. 과일의 과육은 과육대로, 껍질은 껍질대로, 씨앗은 씨앗대로 그 기능이 다르고 효능이 다르다는 의미다.

과일의 자격

왜 과일이라는 것이 만들어졌을까? 종족번식을 위해 필요한 것은 씨앗인데 왜 귀찮게 수박이나 사과, 배처럼 덩치 큰 열매를 만들었을까? 모두 종족을 더 널리 퍼트리기 위한 노력의 일환이다. 우리가 과일이라 부르는 것은 인간이나 동물이 즐겨 먹기 때문에 멀리 이동할 수 있다. 과일은 인간이나 동물이 좋아할 만한 맛과 향, 먹음직한 모양으로 진화한 것이다.

과일이 인간에게 어필하기 위해서는 달달한 맛이 우선이다. 또한 독이 없고 영양분을 공급해줘야 한다. 이것이 큰 틀에서 과일의 맛과 약효를 규정하게 된다.

과육은 기운 보충, 과피는 해독

인간과 동물이 씨앗 운반과 퇴비 공급을 해주는 대가로 과일은 달달한 과육을 공급해준다. 과육은 보통 떫거나 시큼하다가 다 익으면 달달해진다. 과육의 단맛은 기운을 보충하고, 시큼한 맛은 인체를 수렴해 살을 찌운다.

이제 많은 사람들이 간과하고 있는 과피의 역할에 대해 알아보자. 과일의 껍질은 과일이 다 익을 때까지 과육을 보호하고 과일의 형태를 유지하며 벌, 나비, 개미 등 불청객의 침범을 막는 것이다. 과일의 껍질은 쓰고 서늘한 맛으로 몸속의 이물질을 씻어내는 효능이 있다.

사과를 껍질째 먹으면 혈관과 대장을 청소해주고, 배를 껍질째 먹으면 폐와 대장, 피부를 청소해준다. 아토피 등 피부병에 배 껍질을 바르기도 한다. 또한 과피는 과육이 잘 소화되도록 도와준다. 회를 뜨고 남은 뼈로 만든 매운탕이 회를 소화시켜 주듯이, 과피는 과육을 소화시키는 효능이 있다.

> **🌿 아는 것이 약이다**
>
> **당뇨 환자의 과일 잘 먹는 법**
>
> 당뇨 환자는 과일을 섭취하는데 제한이 많다. 과일은 혈당을 올려주는 포도당과 과당의 창고이기 때문이다. 과일에 들어 있는 풍부한 비타민과 무기질은 제대로 섭취하면서, 혈당은 천천히 올리는 방법이 있다. 과일 껍질과 함께 먹는 것이다. 과일 껍질은 과육을 소화시켜 급격한 혈당의 상승을 막는다. 당뇨 환자에게 백미보다 껍질이 남아 있는 현미가 훨씬 좋은 것과 같은 이치다.

겉 다르고 속 다른 귤

귤, 한라봉, 오렌지 등은 손으로 쉽게 껍질을 벗길 수 있다. 이런 과일류의 껍질은 성질이 대체로 따뜻하고, 과육은 대체로 서늘하다. 귤의 과육은 시큼하고 서늘해서 오래 먹으면 침이 걸쭉해지면서 가래처럼 뭉치게 되는데 걱정할 필요가 없다. 이렇게 생긴 가래를 귤껍질이 풀어주기 때문이다. 귤껍질 말린 것을 진피(陳皮)라고 하는데, 향이 좋으면서 성질이 따뜻하다. 즉 귤은 겉과 속이 반대인데, 자연에는 이러한 조합이 의외로 많다.

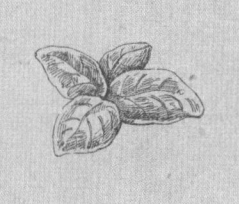

The secret of vital food

Chapter 05

짜고 시고 쓰고 맵고 단 오미(五味)의 세계

홍조류, 오미자, 고들빼기, 오신채, 보신탕의 맛 이야기

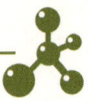

1
붉은 식물은 약한 짠맛을 띤다

식물들은 대부분 녹색이다. 녹색이 광합성에 유리하기 때문이다. 그런데 가끔 붉은 색을 띤 식물들을 관찰할 수 있는데, 이들은 왜 붉은 색을 띨까? 그리고 붉은 색엔 어떤 약성이 숨어 있을까? 붉은 식물 하면 생각나는 것이 염생식물, 즉 소금기 많은 바닷가에서 자라는 식물과 해조류이다. 지상식물인 고마리나 여뀌는 원래 붉은 색이 아니지만 수분이 부족한 환경에서 붉게 변한다. 그리고 고구마 싹이나 작약의 싹도 붉다. 붉나무는 이름 자체에 붉다는 뜻이 들어가 있다.

그런데 자연에는 다 이유가 있다고 했다. 식물의 붉은 색은 약간 짠맛과 관련이 있고, 피를 맑히는 효능과 연결되어 있다. 그런데 왜 그냥 짠맛이 아니라 약간 짠맛이라고 할까? 바다에서 만들어지는 소금과 생명체 내의 소금이 다르기 때문이다. 바다의 소금은 강한 짠맛이고 끝맛이 쓰다. 반면 생명체 내의 소금은 약한 짠맛이고 끝맛이 달다는 것이 특징이다.

바닷가 염생식물이 붉은 이유

염생식물(halophyte)이란 바닷가와 염수호, 암염 지대처럼 소금이 많은 지역에서 자라는 식물이다. 인천공항 인근에서 바닷가를 뒤덮고 있는 붉은색 식물을 본 적이 있을 것이다. 이것이 바로 대표적 염생식물인 칠면초다. 염생식물은 짠 바닷가에서 살아남기 위해 스스로 짠맛을 띤다. 삼투압 작용을 생각하면 이해가 될 것이다.

이렇게 약한 짠맛을 띤 식물은 붉어진다. 바닷가 선원들은 소금기 섞인 해풍을 맞으면서 얼굴이 붉어진다. 여름 휴가철에 바닷가에서 며칠만 있어도 피부가 붉어지는 것과 같은 이치다.

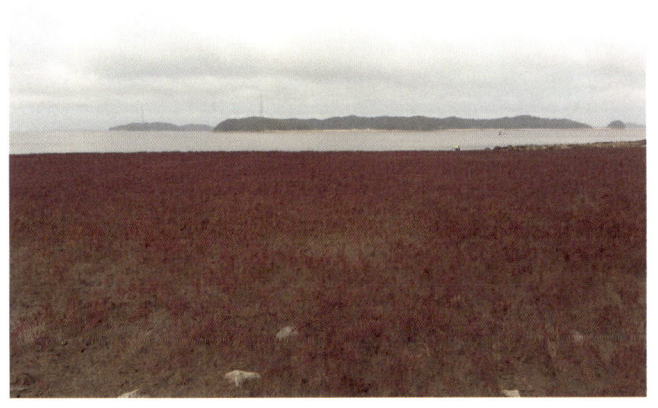

염생식물 2013.9 인천공항 인근

홍조류는 피를 맑게 한다

해조류는 색깔에 따라 녹조류, 갈조류, 홍조류로 나뉜다. 이 중 김, 우뭇가사리, 개도박 등 붉은 색을 띠는 홍조류가 일반적으로 가장 깊은 바다에서 자란다. 그런데 바다는 깊어질수록 염도가 높아진다. 결국 염도가 높은 곳에 사는 해조류는 붉은 색을 띤다는 말이다.

홍조류는 질소(N)를 영양분으로 삼기 때문에 해수정화 능력이 탁월하다. 그리고 CO_2를 흡수해서 O_2로 바꾸는 능력이 탁월하다. 그래서 홍조류는 피를 정화해주는 능력이 뛰어나고, 지방 축적과 활성산소 생성을 억제한다.[12] 피가 탁해져서 생기는, 목이 붓는 현상과 가래를 없애준다.

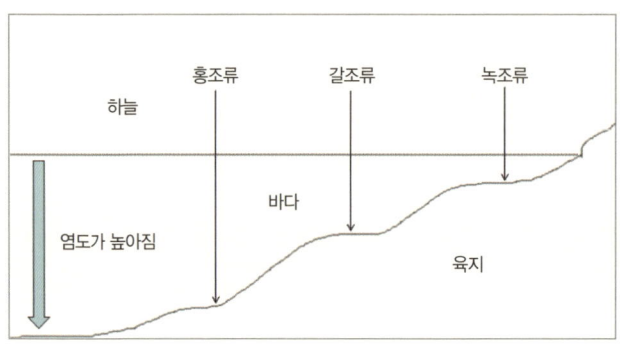

해조류 분포도

녹색에서 붉은색으로 변신하는 식물

고마리나 여뀌는 보통 물가, 습지에서 자란다. 고마리를 보면 '아! 주위에 물이 많구나!' 라고 생각하면 정확하다. 그런데 물이 말라버리면 녹색이던 이 식물들이 붉게 물들어버린다. 물을 많이 필요로 하는 고마리나 여뀌의 입장에서는 조금이라도 물을 더 끌어당기려고 노력하는데, 그러려면 삼투압 원리에 의해 자신의 염도를 높여야 한다. 염

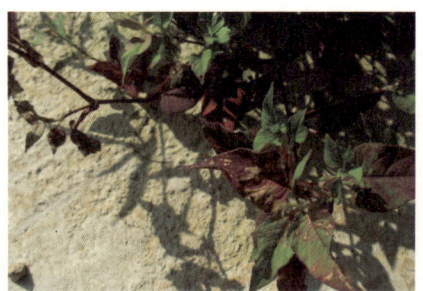

붉게 물든 고마리 2013.8 상주 천지가약초

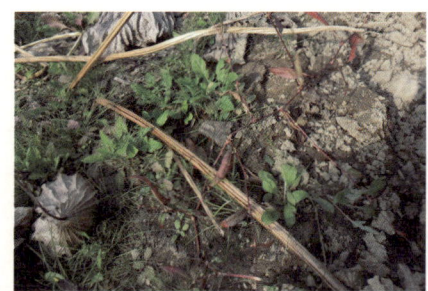

붉게 물든 여뀌 2013.10 경산 천지가약초

도가 높아진 고마리와 여뀌는 붉은색으로 변신하게 되는 것이다.

소금 대신 사용된 붉나무

붉나무는 가을에 붉게 단풍이 든다고 해서 붉나무라고 한다. 이 붉나무의 열매가 한약재인 염부자(鹽膚子)인데, 열매 껍질에 소금이 묻어 있다는 뜻이다. 옛날에는 내륙에서 소금을 얻기가 쉽지 않아 붉나무 열매 껍질에서 소금을 얻었다. 간수를 구하기 힘든 내륙에서는 붉나무 열매로 두부를 만들었다. 붉나무가 유난히 붉은색을 띠는 것 역시 내부 염도가 높기 때문이다.

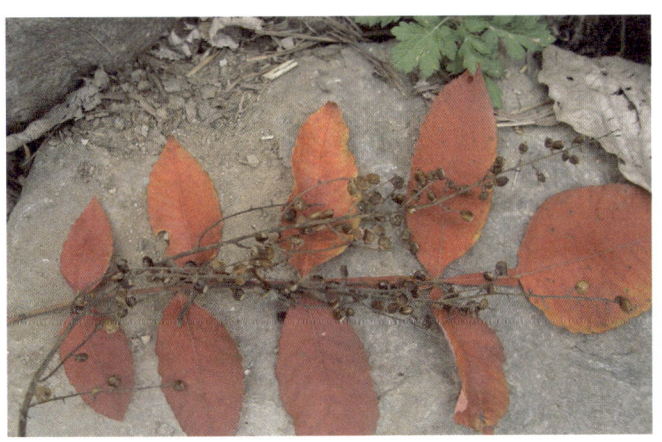

붉게 물든 붉나무 2009.10 검단산

고구마는 왜 싹만 붉을까?

고구마의 싹은 붉다. 담쟁이덩굴, 단풍의 싹도 붉고, 작약의 싹도 붉다. 이 외에도 많은 식물의 싹이 붉다. 왜 그럴까? 인산 선생은『신약(神藥)』에서 '만물은 염분의 힘으로 생겨나는데, 특히 봄에 초목의 새싹이 돋고 꽃이 만발할 때, 지구상의 염분은 대량으로 소모된다'고 했다. 아이들도 자랄 때 미네랄이 많이 필요한데, 미네랄이 부족하면 성장통을 앓기도 한다. 식물의 싹도 급속도로 성장하기 위해서는 대량의 미네랄이 필요하다. 그런데 미네랄은 대부분 염분에서 공급된다. 염분이 많은 것은 모두 붉어지는 것이다.

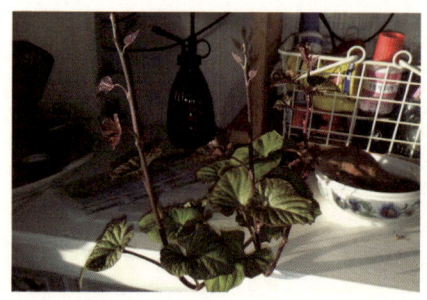
고구마 줄기 끝은 붉다 2013.11 서울

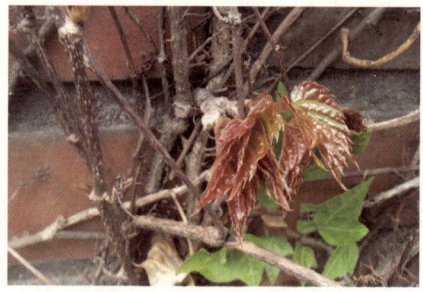
담쟁이덩굴의 붉은 새싹 2013.4 서울

약한 짠맛은 성인병과 만성피로에 좋다

천일염의 강한 짠맛은 머리에 열이 치솟게 하고 혈압을 올리지만, 생명체 내에 들어있는 약한 짠맛은 피를 맑게 하고 열을 내려준다. 또한 몸에 생긴 멍울, 종기, 종양을 눅여주는 효과가 있다.

고혈압, 당뇨, 통풍 등 성인병 환자, 영양과다로 피가 탁한 사람, 머리로 열이 치솟는 사람, 목이 잘 붓는 사람, 만성피로를 호소하는 사람들에겐 약한 짠맛이 필수적이다. 약한 짠맛은 염증을 빨리 가라앉혀 주므로 관절염, 기관지염, 위염 등의 증상을 완화해준다. 또한 대변을 잘 나가게 해주므로 변비를 치료하고 피부를 곱게 해준다. 그러나 약한 짠맛도 짠맛이므로 적당히 먹어야 하며, 특히 콩팥질환이 있는 사람은 주의해야 한다.

아는 것이 약이다

소금이든 된장이든 끝맛이 달아야 몸에 이롭다

인공조미료는 달지만 끝맛이 텁텁하거나 쓰다. 새우, 조개, 버섯 등으로 만든 천연조미료는 끝맛이 달고 구수하다. 잘 발효된 된장도 끝맛이 달다. 끝맛이 달아야 몸을 근본적으로 보하면서 살찌지 않게 한다. 천일염의 끝맛이 쓴 것은 간수와 관련이 있다. 천일염을 몇 년 묵혀 간수를 빼내면 쓴맛이 덜해지는 것이다. 죽염도 고온에서 구울수록 짠맛이 줄어들고 끝맛이 달달해진다. 9번 구운 죽염이 좋은 것은 당연한 일이다.

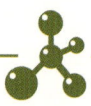

2
약한 신맛과 강한 신맛은 정반대 효과

시큼한 맛은 약한 신맛과 강한 신맛으로 구분할 수 있는데, 이 둘의 효능은 반대이다. 약한 신맛과 강한 신맛의 구분은 pH뿐만 아니라, 어떤 식물의 어떤 부위인가 하는 것도 고려해서 결정한다. 따라서 우리가 입으로 느끼는 강도와는 다를 수 있다.

약한 신맛의 특징은 수렴한다는 것이다. 신 음식을 먹으면 몸이 움츠려들면서 피부 구멍이 닫히는 느낌이 들고, 전신 피부가 긴장하면서 힘이 들어간다. 심하면 닭살이 돋기도 한다. 이런 효능은 체내에서 진액이 밖으로 새어나가는 것을 틀어막아주는 기능을 한다.

반면 강한 신맛은 흩고 녹인다. 염산을 생각하면 쉽게 이해가 될 것이다. 음식이나 약초의 강한 신맛도 체내에서 강산으로 작용하기 때문에 막힌 것을 녹이고 뚫는 역할을 하는 것이다.

약한 신맛(弱酸)은 모아주고 막아준다

약한 신맛은 수렴작용을 하므로 기침, 땀, 설사, 단백뇨, 냉 등 몸의 진액이 밖으로 새어 나오는 것을 틀어막아준다. 기침에 오미자, 배를 쓰는 것은 약한 신맛으로 기침이 새어나오는 것을 막는 것이고, 춘곤증에 괭이밥, 돌나물 등 새콤한 봄나물을 먹는 것은 기운을 끌어 모으려는 것이다.

여름철에 더위를 먹었을 때는 약간 시큼한 과일(오미자, 복숭아, 포도, 묽은 매실)을 먹어서 땀과 기운을 수렴하는 것이 좋다. 남자에게 좋다고 알려진 산수유도 시큼한 맛으로 정액이 새지 않도록 막아준다.

한의학에서는 허실 개념이 중요한데 약한 신맛은 허약한 사람, 허약한 질병에 맞다. 기운이 너무 실하거나 잘 뭉치거나 하는 사람에게는 맞지 않다. 더 뭉치게 하기 때문이다. 기침에 좋다는 오미자도 감기 초기에는 좋지 않다. 기침으로 나가야 할 나쁜 것들마저 틀어막아 버리기 때문이다.

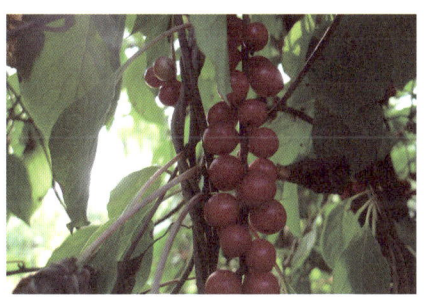

오미자 2000.0 제천 김예지

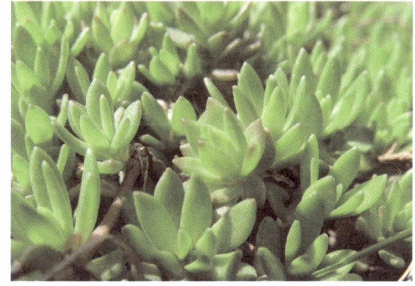

돌나물 2008.3 서울

강한 신맛(强酸)은 뚫고 흩는다

체했을 때 보통 매실 엑기스, 산사, 식초 등 강한 신맛이 나는 음식을 먹는다. 연탄가스 중독으로 심장과 정신을 연결하는 통로가 막혀 의식을 잃었을 때는 식초나 신 김치 국물 등 강한 신맛을 써서 막힌 것을 뚫어 의식을 찾게 해 준다. 자장면에 식초를 넣는 것도 소화를 도우려는 노력이다. 고기를 주로 파는 식당엔 항상 콜라, 사이다 등 탄산음료가 있다. 고기를 먹으면 이상하게 탄산음료가 당긴다. 탄산음료의 강한 신맛이 고기를 녹여주고 흩어주기 때문이다.

그런데 강한 신맛을 너무 많이 먹으면 음식 뿐 아니라 뼈와 이까지 녹게 된다. 동의보감은 보약을 먹을 때 식초를 먹지 말라고 경고하고 있다. 또한 청매실, 산사, 모과, 석류 등 강한 신맛을 띤 과일을 많이 먹으면 뼈와 이가 손상된다고 주의시키고 있다. 뭐든지 적당히 먹어야 몸에 이롭다.

아는 것이 약이다

강한 신맛에 물을 타면 약한 신맛이 될까?

보통의 경우에 강한 맛과 약한 맛은 농도로 조절되지만, 조절되지 않는 경우도 있다. 예를 들어 식초는 아무리 묽게 희석해도 강한 신맛이고, 오미자는 아무리 농축해도 약한 신맛이다. 매실액의 경우는 진하게 마시면 강한 신맛이고, 묽게 하면 약한 신맛이다.

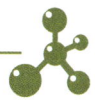

3
기운 보충엔 약한 쓴맛, 화를 내릴 땐 강한 쓴맛

쓴맛을 좋아하는 사람들은 별로 없다. 하지만 쌉싸름한 봄나물이나 초콜릿을 좋아하는 사람들은 많다. 쓴맛도 강한 맛과 약한 맛을 구별해야 한다. 약한 쓴맛은 흔히 쌉싸름, 씁쓰름이라고 표현한다. 첫맛은 쓰지만 끝맛은 달면서 입에 침이 돈다. 고진감래(苦盡甘來)라는 말에 꼭 들어맞는 맛이다.

이와 반대로 강한 쓴맛은 첫맛부터 끝맛까지 시종일관 쓰다. 가끔 한의원에 와서 한약이 너무 써서 먹기 힘들다고 호소하는 사람들이 있는데, 모든 사물에 이유가 있듯 한약이 쓴 데에도 이유가 있다.

약한 쓴맛(弱苦)은 기운을 끌어올린다

춘곤증으로 나른한 봄날에 취나물, 곰취, 씀바귀, 왕고들빼기 등 씁쓰름한 봄나물을 먹으면 입맛이 돌아오고 기운이 난다. 인삼, 홍삼이 기운을 보충해주는 것도 약한 쓴맛 때문이다. 따라서 몸이 무겁고 축 쳐질 때는 씁쓰름한 맛이 제격이다.

약한 쓴맛은 허열을 꺼서 머리를 맑게 한다. 녹차, 커피가 잠을 깨우고 기운 차리게 하는 것도 이런 원리 때문이다. 동의보감에서는 '상추가 총명하게 한다'고 말한다. 상추의 맛 역시 약한 쓴맛이다. 식후에 먹는 누룽지와 숭늉은 밥을 살짝 태운 것이기 때문에 약한 쓴맛이 나고 끝맛은 당연히 구수하다. 이렇게 약한 쓴맛은 식후 소화제 역할도 한다.

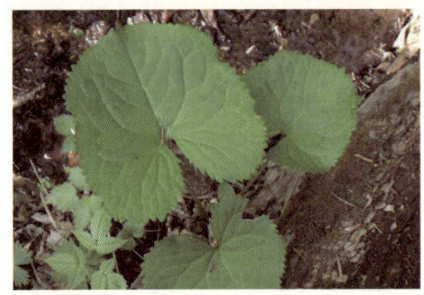
곰취 2008.5 양양 박대인

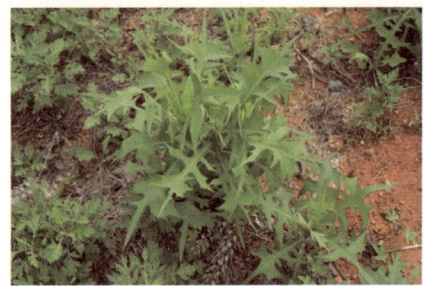
왕고들빼기 2012.7 지리산 이소민

강한 쓴맛(强苦)은 화를 내린다

한약은 대체로 쓰다. 그래서 좋은 약은 입에 쓰다는 말도 있다. 그런데 한약은 왜 쓸까? 한의학에서 모든 병은 원인에 관계없이 화와 열이 머리 쪽으로 떠오른 것이다. 그런데 강한 쓴맛은 화와 열을 끌어내리는 효능이 있다. 그러므로 강한 쓴맛의 한약이 많을 수밖에 없다. 황금, 황련, 황백, 용담, 포공영, 대황 등등이 강한 쓴맛의 한약재들이다.

하지만 우리가 늘 먹는 음식 중에는 강한 쓴맛을 띤 것이 별로 없다. 너무 쓰면 먹고 싶지 않기 때문이다. 일부 녹차, 태운 음식 등이 강한 쓴맛의 대표라 할 수 있다. 고기와 녹차가 궁합이 맞는 것은 고기의 뜨거운 열을 차갑고 쓴 녹차가 중화시켜주기 때문이다.

4
매운맛은 보약의 효과를 갉아먹는다

많은 사람들이 한약을 먹을 때 파, 마늘, 무를 먹지 않아야 한다고 알고 있다. 그런데 다 그런 것은 아니다. 동의보감에 따르면 경옥고, 인삼고본환 등 보약을 복용할 때만 매운 음식을 금하고 있다.

한의학에서 보약이란 몸의 정액(精), 기운(氣), 정신(神), 피(血)를 보충하는 약이다. 보약은 성액, 기운, 정신, 피를 공처럼 단단하게 뭉치게 해서 몸 밖으로 새어나가지 않도록 하는 역할을 한다. 그런데 파, 마늘, 무의 공통점은 뭘까? 생으로 먹으면 맵다는 것이다. 청양 고추를 먹으면 얼굴이 뜨거워지고 전신의 땀구멍이 열려 땀이 샘솟듯 한다. 생파, 생마늘, 생무 역시 마찬가지이다. 몸의 구멍을 열어서 정액, 기운, 정신, 피가 새어나가도록 만든다. 보약의 작용을 제대로 갉아먹는다.

그러므로 보약 먹을 땐 매운맛을 먹지 말라는 것이다. 동의보감 저술 당시에는 고추가 전해지지 않아 고추는 제외되어 있다. 파, 마늘, 무에 고추까지 포함해야 할 것이다. 파, 마늘, 무, 고추의 매운맛은 오미 중에 약한 매운맛(弱辛)에 해당한다.

매운맛은 땀구멍을 열어서 감기를 쫓는다. 그래서 소주에 고춧가루를 타 먹는 민간요법도 있는 것이다. 또한 매운맛은 위장관을 뚫어준다. 쌈을 싸 먹을 때, 고기를 구워 먹을 때, 회 먹을 때 생마늘, 생고추, 무채, 고추냉이(와사비)를 쓰는 이유가 그것이다. 이들은 모두 일시적으로 먹어야지 늘 먹는 것은 좋지 않다.

매운맛(弱辛)과 오신채(五辛菜)

매운맛을 피해야 할 때는 보약 먹을 때뿐만이 아니다. 정액, 기운, 정신, 피가 부족한 상태에서 매운맛을 즐기면 이것들이 더 고갈되어 흰머리가 나고, 기운이 빠지며, 쉽게 피로해진다. 불가나 도가에서 수련할 때 오신채(五辛菜 마늘, 파, 부추, 달래, 홍거)를 피하라고 한 것도 같은 맥락이다. 정액과 기운을 아랫배에 모아서 단전을 형성하는데 오신채가 방해되기 때문이다.

아는 것이 약이다

보약 먹을 때도 무를 먹을 수 있다

생 양파를 까다가 매워서 눈물 흘린 경험이 다 있을 것이다. 그런데 양파를 된장찌개에 넣으면 그다지 맵지 않고 달아진다. 생무는 맵지만 고등어무조림에 든 무는 달달하니 정말 맛있다. 즉 매운 음식에 열을 가하면 매운맛이 달아나버리는 것이다. 그러니 보약을 먹을 때 매운 것들을 익혀 먹으면 아무 문제가 없다. 파, 마늘, 무, 고추라고 하는 종(species)에 집착할 필요는 없다.

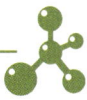

5
후끈한 맛은 속을 따뜻하게 데워준다

 사람의 체온은 대체로 일정하게 유지된다. 그런데 어떤 사람의 손은 따뜻하고 어떤 사람의 손은 얼음장처럼 차갑다. 이는 몸의 상태에 따라 열이 한 곳으로 몰리기 때문이다. 손발이 차다는 것은 머리로 열이 몰렸다는 뜻이다. 음식, 약초를 통해서 몸의 열 분포를 조절할 수 있다.

 청양고주(매운맛, 弱辛)를 하나만 먹어도 얼굴과 머리로 열이 뜨면서 땀이 난다. 피부와 상부로 열이 몰리는 것이다. 그런데 보신탕과 군마늘(후끈한 맛, 强辛)을 먹으면 속이 후끈하게 달아오르며 따뜻해진다. 마치 뱃속에 난로를 집어넣은 느낌이다. 열이 속으로 몰리기 때문에 피부의 온도가 내려가면서 오히려 땀이 멎는다.

 마늘은 생으로 먹으면 매운맛이지만 구우면 후끈한 맛이 된다. 요리 방법에 따라서도 약성이 달라지는 것이다.

후끈한 맛(强辛)은 속을 데운다

후끈한 맛은 매운맛(辛味)이 강한 것인데, 열을 위장과 단전으로 끌어 모으는 효과가 있다. 한의학에서는 이런 약재를 온리약(溫裏藥, 속을 데우는 약)이라고 한다. 아궁이 속 군불 같은 역할을 하는 것이다. 따라서 위장이 차서 소화가 안 되거나, 대장이 차서 나타나는 변비와 설사, 그리고 늘 다리가 시린 증상에 좋다.

육계, 회향, 군마늘, 찐 생강(炮乾薑), 부추가 대표적인 후끈한 맛이다.

보신탕+부추, 추어탕+제피

한여름에는 속이 차가워져 배탈, 설사가 잦고 피부의 온도가 올라가 땀이 쉽게 난다. 이때 보신탕을 먹는 것은 속을 데우고 겉을 식히기 위함이다. 후끈한 맛의 개고기와 후끈한 맛의 부추가 속을 덥혀주는 것이다. 가을에 먹는 추어탕에는 초피나무의 열매 껍질인 제피(초피)를 갈아 넣는데, 이 역시 속을 데워줘 추위에 대비하게 해준다. 매운맛으로 유명한 사천요리에도 제피와 비슷한 화초(花椒)가 많이 들어간다.

후끈한 맛은 고추, 양파, 무의 매운맛과는 다른 특징이 있다.

보신탕, 추어탕, 군마늘, 찐 생강 모두 따뜻하게 조리해서 먹는 공통점이 있다. 고추, 양파, 무는 열을 가하면 매운맛이 달아나지만, 후끈한 맛은 데울수록 후끈한 맛이 강해진다. 속을 데우는 작용도 데울수록 더 강해진다. 그래서 속을 데우는 대표 한약재인 부자(附子)는 열을 가해서 가공한다.

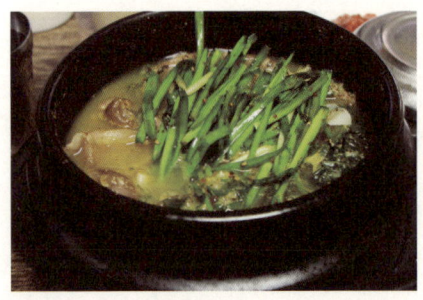

보신탕 2014.9 서울 장중엽

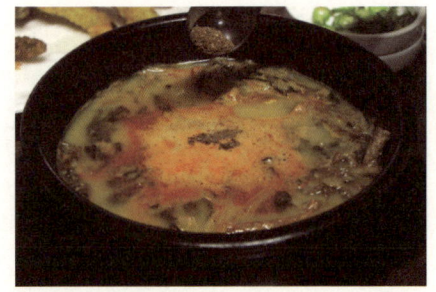

추어탕 2014.9 서울 장중엽

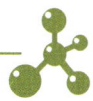

6
끝맛이 달아야 몸에 좋은 단맛

"야, 참 달다!"라고 말할 때는 두 가지 의미가 있다. 어린아이나 젊은 사람의 말이라면 설탕과 초콜릿 등이 잔뜩 들어가 진짜 달다는 의미일 테고, 나이 지긋한 어른의 말이라면 구수하거나 담백하다는 의미이다. 우리 조상들은 밥이 달다고 표현했다.

이렇게 단맛도 강한 단맛과 약한 단맛으로 나눠진다.

강한 단맛(强甘)은 몸을 마비시킨다

초콜릿을 먹어 보면 첫맛은 강하게 달지만, 끝맛은 쓰거나 텁텁하다. 초콜릿, 사카린, 설탕, 조미료 등이 모두 이런 맛이다. 이들은 인공적으로 가공되었다는 공통점을 갖고 있다. 자연에는 이런 맛이 존재하지 않는다.

자연과 인공의 차이는, 생명성의 유무다. 누차 이야기하듯 모든 사물과 생명체는 자신이 경험한 것을 기억한다. 가공 식품은 기계와 화학약품의 기억만 있다. 생명의 기억이 없으니 정적(靜的)으로 변하게 된다. 강한 단맛은 내 몸을 비활성화, 즉 마비시키는 것이다. 강한 단맛을 많이 먹으면 혈액 순환을 막아 소변이 덜 나가게 하고 몸이 살찌게 해서 여기저기 저리게 만든다.

조미료를 많이 쓴 식당에서 밥을 먹으면 입이 텁텁해진다. 강한 단맛에 입이 마비되기 때문이다. 텁텁한 음식을 먹으면 물이 당기는데, 이는 마비된 것을 풀어주려는 것이다.

약한 단맛(弱甘, 淡味)은 기운을 북돋는다

밥을 오래 씹으면 단맛이 우러난다. 설탕과는 다른 깊고 은은한 단맛이다. 된장국과 숭늉엔 구수한 맛이 있다. 한의학에서 말하는 담미(淡味)다. 우리 몸에 좋은 먹거리들은 모두 끝맛에 이 담미가 섞여 있다.

약한 단맛은 천연식품에만 있고, 당연한 이치로 생명의 기억을 갖고 있다. 자신이 처한 환경 속에서 살아남으려고 투쟁하고 적응한 운동성이 몸을 활성화시키고 동적(動的)으로 만드는 것이다. 동의보감에서 '인체의 근본인 정액(精), 기운(氣), 정신(神), 피(血)를 보하는 맛'이라고 표현한 것이 바로 이 맛이다. 약한 단맛은 혈액 순환을 도와 소변을 잘 나가게 하고 몸을 가볍게 하며 기운나게 한다. 음식을 꼭꼭 오래 씹어 먹으면 보약이 필요 없다.

The secret of vital food

Chapter 06

보약보다 좋은 제철음식의 비밀

쑥, 두릅, 고로쇠약수, 삼계탕, 전어, 부럼, 만두의 계절 이야기

1 계절과 음식의 2가지 상관관계

사람의 몸은 계절에 따라 변한다. 봄엔 키가 크고, 가을엔 체중이 는다. 털과 피부 두께도 계절에 따라 변한다. 맥이 뛰는 것도 계절에 따라 달라진다.

한의학에서는 계절을 무척 중시한다. 『동의보감 신형』은 '사계절과 밤낮은 만물의 근본이다. 봄, 여름에는 양기를 기르고 가을, 겨울에는 음기를 길러 그 근본을 따르는 것이다. 모든 만물이 봄에는 생겨나고, 여름에는 자라나며, 가을에는 수렴하고, 겨울에는 저장한다. 만약 이 근본을 거스르면 뿌리를 자르는 것과 같아서 진기가 사라져버린다'고 설명한다. 즉 자연의 흐름에 맞춰 생활하라는 것이며, 이때의 자연은 주로 태양의 운행에 따른 밤낮의 길이와 온도, 습도를 말하는 것이다.

『동의보감』에서는 계절에 따라 약과 음식을 쓰는데, 그 기준으로 삼는 것이 '승강부침즉순지, 한열온량즉역지(升降浮沈則順之, 寒熱溫涼則逆之)'다. 쉽게 풀어서 설명하겠다.

앞의 구절은 '승강부침'에 순응하라는 것으로 사계절의 오르내리는 기운에 맞춰 먹으라는 뜻이다. 뒤의 구절은 '한열온량'에 거스르라는 의미로 더울 땐 찬 음식을 먹고, 추울 땐 따뜻한 음식을 먹으라는 의미다. 어려운 것처럼 보여도 절대 어려운 것이 아니다.

우리 한식은 정말이지 이 기준에 꼭 맞게 발전되어 왔다.

사계절의 오르내리는(升降浮沈) 기운에 맞춰 먹어라

봄에는 식물의 진액이 싹과 순의 형태로 땅을 뚫고 올라온다(升).

봄나물을 뜯어보면 진액이 똑똑 떨어지는 것을 볼 수 있는데, 그 기간이 지나면 진액이 더 이상 나오지 않는다.

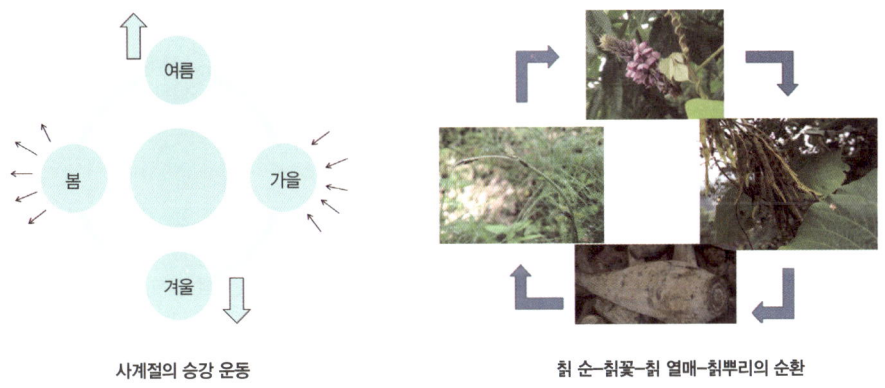

사계절의 승강 운동   칡 순–칡꽃–칡 열매–칡뿌리의 순환

여름엔 식물의 진액이 꽃을 통해 발산된다(浮).

그래서 꿀이 되고 향이 되어 멀리 있는 벌과 나비를 불러들인다.

가을엔 식물의 진액이 열매와 씨앗에 수렴된다(降).

그래서 새로운 생명의 탄생과 종족의 유지를 준비한다.

겨울엔 식물의 진액이 뿌리로 되돌아가서 농축된다(沈).

뿌리의 밀도가 높아져서 겨울의 추위를 대비하고, 내년 봄에 그야말로 스프링(spring)

처럼 솟구쳐 올라갈 준비를 한다. 많이 농축될수록 스프링의 힘은 더 강력하다.

식물의 1년은 진액 순환의 1년이다. 진액이 한 번 땅 위로 올라갔다가 다시 땅 아래로 내려오는 순환의 과정이다.

약을 쓸 때나, 음식을 먹을 때는 이런 오르내림을 따라가는 쪽으로 먹어야 한다. 봄에는 봄나물로 기운을 끌어올려주고, 여름에는 뜨거운 것을 먹어서 땀을 적당히 흘려야 하며, 가을에는 추어탕으로 수렴하고, 겨울에는 메밀묵과 찹쌀떡으로 갈무리하는 것이다.

사계절의 한열온량(寒熱溫凉)과는 반대로 먹어라

봄은 따뜻하고(溫), 여름은 더우며(熱), 가을은 서늘하고(凉), 겨울은 춥다(寒).

그런데 약과 음식을 먹을 때는 이와 반대로 해야 한다. 봄은 서늘하게 먹고, 여름은 차게, 가을은 따뜻하게, 겨울은 뜨겁게 먹는 것이다. 봄에는 봄나물 위주로 서늘하게 먹고, 여름에는 오미자차나 매실차, 콩국수를 차게 먹으며, 가을에는 따뜻한 차와 따뜻한 견과류를 먹고, 겨울에는 탕과 떡, 염소 고기, 양고기 위주로 뜨겁게 먹는다.

그런데 중간 중간에 이와는 반대로 먹어줘야 할 필요가 있다. 여름철 보신탕이나 겨울철 냉면이 그렇다. 한의학에서는 균형을 최고로 여기기 때문에 어떤 경우든 치우치는 것을 경계하고 있다.

계절음식이 좋은 것은 신시불이(身時不二) 때문이다

사람뿐만 아니라 동물, 식물 모두 계절 변화에 적응하며 생존하고 있다. 따라서 계절 변화에 적응하지 못해 병이 든 사람은, 계절 변화에 잘 적응하고 있는 그 지역 자연물을 섭취해야 한다. 계절에 잘 적응하고 있는 자연의 힘을 내 몸에

실행시키는 것이다. 계절음식이 좋다는 데에는 이런 깊은 뜻이 숨어 있다.

 겨울에 몽고나 중국 북부 지방을 간다면 양고기를 먹어줘야 한다. 겨울에 러시아를 간다면 보드카를 마셔야 한다. 그래야 체온을 보존할 수 있다. 반대로 여름철에 동남아에 가면 달달하고 시원한 여름 과일을 많이 먹어야 무더위를 이길 수 있다.

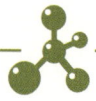

2
봄이 봄을 이긴다

봄의 건강법은 솟아오르는 봄기운에 맞춰 기운을 끌어올리는 것이다.

봄이 되면 외부 기온이 상승하면서 체내의 신진대사도 빨라진다. 그런데 이전 해의 겨울에 무리를 했다면 대사 속도를 따라가지 못해 피곤하고, 몸이 무거우며, 입맛이 없고, 허열이 난다. 겨우내 움츠렸던 기운을 다 펴지 못해 나른하고 졸리는 증상을 봄

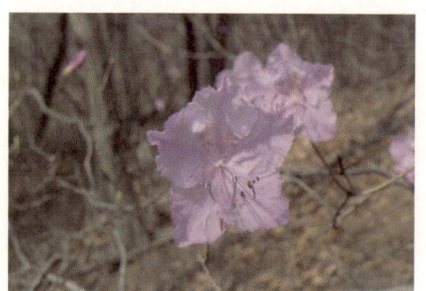

진달래 2008.4 예봉산

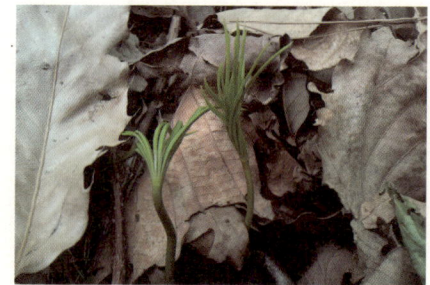

잣나무의 싹 2011.5 곡달산

을 탄다고도 하고, 춘곤증이라고도 한다.

이런 증상에서 빨리 벗어나려면 신체 내부 환경을 외부 자연환경에 맞춰줘야 한다. 즉 기운을 보태 체내 신진대사 속도를 따라가게 하고, 허열을 식혀주어 몸이 무거운 것(濕)을 치료해야 한다.

봄 타는 사람에겐 봄나물이 최고

싹이란 겨우내 뿌리에 모였던 진액의 정수가 지상 위로 뚫고 나온 것으로 상승하는 기운이 막강하다. 봄나물이 사람의 기운을 끌어올리고 신진대사를 원활하게 하는데 특효인 이유다. 대부분의 봄나물은 약한 쓴맛을 띠는데, 약한 쓴맛은 한의학에서 허열을 내리고, 나른하고 몸이 무거운 것을 치료하며, 입맛을 돋우어 준다. 그 계절에 생긴 병은 그 계절에 나는 식물로 치료하는 것이 원리다.

◉ 여기저기 아플 때는 취나물

참취, 곰취, 큰수리취, 박쥐취, 개미취 등등 취나물의 종류는 무척 많다. 대체로 고산 청정지역에서 자라는 취나물은 만성기관지염, 인후염 등이 있는 사람이 장복하면 효과적인데, 목소리가 갈라지거나 말을 많이 해 목이 아플 때도 좋다. 성질이 따뜻해서 혈액순환을 촉진하므로, 순환이 안 되어 생긴 근육통, 요통, 두통 등에 효과가 있다.

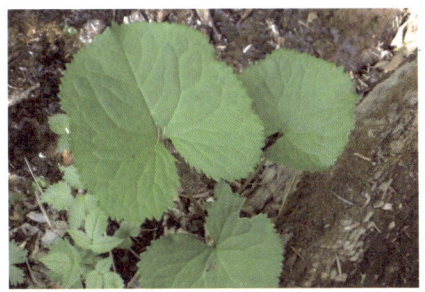

곰취 2008.5 양양 박대인

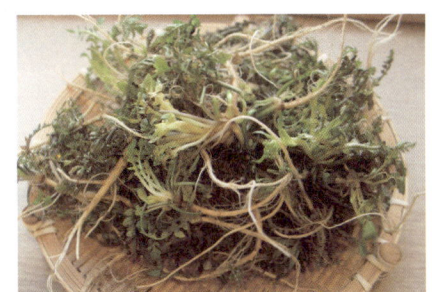

냉이 2010.2 서울

◉ 춘곤증과 숙취에 좋은 냉이

봄을 알리는 전령사, 바로 냉이다. 냉이란 이름만 떠올려도 냉이를 듬뿍 넣은 된장국 냄새가 나는 듯하다. 냉이는 그 독특한 향기로 입맛을 돋우어주고 소화액의 분비를 촉진해 춘곤증으로 입맛이 없을 때 아주 좋다. 또한 몸이 허약해 나타나는 생리불순, 코피, 산후출혈, 무기력증에 좋으며 간 기능이 떨어져 피로가 심한 사람에게도 권할 만하다. 소변을 잘 나오게 하는 작용을 하므로, 과음한 다음날 냉이 된장국으로 해장을 하면 좋다. 냉이는 눈을 밝게 하는 효능도 있는데, 특히 냉이 씨앗이 좋다.

◉ 사마귀 잡는 씀바귀

씀바귀는 이름만큼 쓴맛이 강하다. 물에 담가 쓴맛을 살짝 뺀 뒤 먹어보면, 약한 쓴맛이 입맛을 돋운다는 의미를 알 수 있다. 씀바귀는 속의 열을 없애고 마음을 안정시키며 각종 염증에도 좋다. 줄기에서 나는 흰 즙을 사마귀에 바르면 사마귀가 저절로 떨어지고 온갖 종기에 발라도 좋다. 봄철에 씀바귀를 많이 먹어 놓으면, 여름 더위를 이길 수 있다는 얘기가 있을 만큼 식욕 증진에 좋은 봄나물이다.

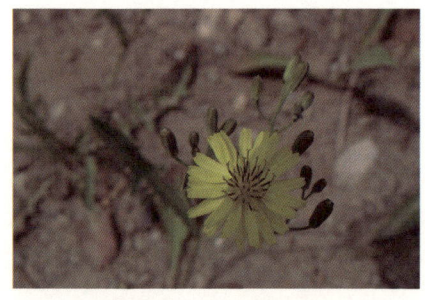
씀바귀 2008.5 서울

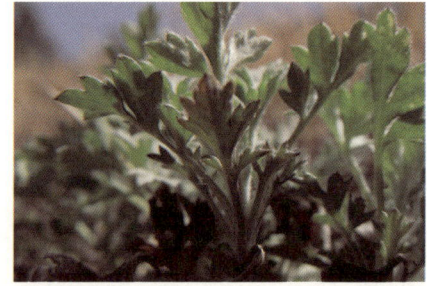
쑥 2009.4 함양

◉ 단군을 잉태한 힘, 쑥

단군신화에도 등장하는 쑥은 봄이 되면 밭과 들에 지천으로 자라는 아주 친숙한 봄나물이다. 그리고 그 효능 또한 광범위하고 강력하다.

쑥은 성질이 따뜻해 속이 차서 생기는 만성 위장병에 좋고, 피를 맑게 하고 간 기능을 좋게 한다. 기혈과 경맥을 따뜻하게 해주기 때문에 자궁과 아랫배가 차가워 생기는 자궁출혈이나 부인병을 치료한다. 삼국유사에서 웅녀가 쑥을 먹고 단군을 잉태했다고 할 정도이니, 여자들에게 쑥이 얼마나 좋은지 짐작할 수 있다. 또한 토혈, 코피, 각혈을 지혈해주는 효과도 있는데, 이때는 먹어도 되고 짓찧어 붙여도 된다.

◉ 성인병에 두루 좋은 두릅

두릅은 시골 마을 어귀 등 햇빛이 잘 드는 곳에 무리지어 자란다. 두릅은 목두채(木頭菜)라고도 하는데 삶아서 나물로 먹거나 절여서 먹는다. 두릅은 아침에 잘 일어나지 못하고 활력이 없는 사람에게 좋다. 젊어서 체력이 좋던 사람이 나이 들어 고혈압, 통풍, 당뇨 등 성인병에 걸렸을 때도 아주 좋다.

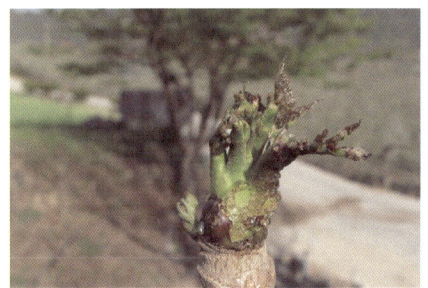

두릅 2009.4 함양

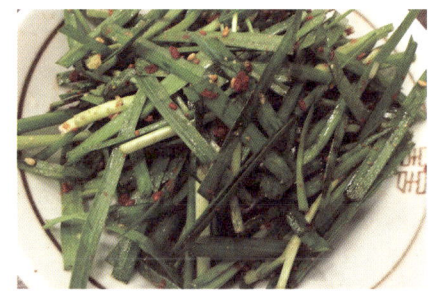

부추 2014.10 대구

◉ 영감에게만 몰래 준다는 부추

부추는 지방마다 명칭이 다르다. 전라도에서는 '솔', 충청도에서는 '졸', 경상도에서는 '정구지'로 통한다. 부추는 혹독한 겨울을 견디며 자라는데 스스로 성질이 따뜻하기 때문이다. 이른 봄에 얼어붙은 땅을 뚫고 올라오는 부추 싹은 부추의 효능이 극대화된 것이다.

'봄 부추는 인삼보다 좋다', '봄에 나오는 초벌부추는 사위한테도 안 주고 영감한테만 몰래 준다'는 옛말이 그래서 생긴 것이다. 부추의 후끈한 맛은 위장을 데워 입맛을 돋우어주고 단전, 아랫배, 생식기, 자궁을 데워 스태미너를 증진시킨다.

봄기운이 솟구치는 나무 수액

초봄인 2~3월에 걸쳐 전국의 산에서는 고로쇠 수액이 채취된다.

고로쇠뿐 아니라 자작나무, 다래나무, 대나무 등의 수액이 채취되는데, 이들에겐 공통적인 약성이 있다. 봄이 오면 겨우내 뿌리에 압축되어 있던 진액이 스프링처럼 솟구쳐 오르면서 풍성한 새싹과 잎이 나게 한다. 여름에는 그 진액이 꽃의 꿀로 변하고, 가을에는 과일의 과즙으로 변하며, 겨울에는 잎이 마르면서 다시 뿌리로 돌아와 갈무리된다.

모든 수액은 이렇게 솟구쳐 오르는 힘을 이용하는 것이다. 일교차가 심할수록 더 많이 솟구쳐 나오므로 효과가 더 좋다.

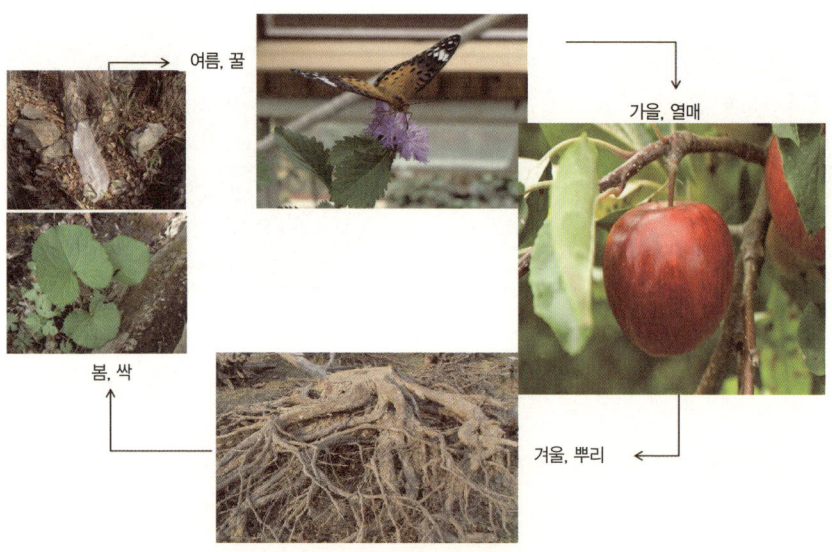

식물의 1년은 진액 순환의 1년

아는 것이 약이다

도선국사의 무릎을 펴지게 한 고로쇠骨利樹

수액은 나무의 혈액이라 할 수 있다. 그래서 인체의 진액을 보충해 준다. 고로쇠, 자작나무, 대나무 수액과 알로에 즙이 모두 이런 효능을 갖고 있다. 고로쇠 수액이 빈혈이나 피부건조증에 좋다고 하는 이유다.

수액은 이온음료처럼 흡수가 빠르고 콩팥을 통해 배설이 잘 된다. 이 배설작용에 의해 몸의 독소가 빠져나간다. 화장실을 들락날락하며 고로쇠 약수를 한 말 마시면 몸이 깨끗하게 해독되는 것이다. 수액은 특히 간장과 신장의 해독에 좋아 부종과 술독도 치료한다.

고로쇠(骨利樹)란 이름은 통일 신라 말 도선국사의 일화에서 유래되었다. 도선국사는 오랜 좌선 끝에 드디어 득도를 하였는데, 일어나려고 하는 순간 무릎이 제대로 펴지지 않았다고 한다. 옆에 있던 나뭇가지를 잡고 일어나려다 가지가 끊어졌는데 그 끝에서 물방울이 떨어지는 것을 보고 목을 축였다고 한다. 그런데 신기하게도 이 물을 마신 후 무릎이 펴지면서 몸이 좋아졌다. 도선국사는 뼈에 이롭다는 의미로 이 나무에 고로쇠(骨利樹)란 이름을 붙였다.

수액은 나무의 혈액이면서 또한 골수라고 할 수 있으므로, 뼈를 강하게 하고 관절을 부드럽게 해 주는 효능도 있다. 고로쇠 수액은 관절염, 골다공증 예방에도 좋다.

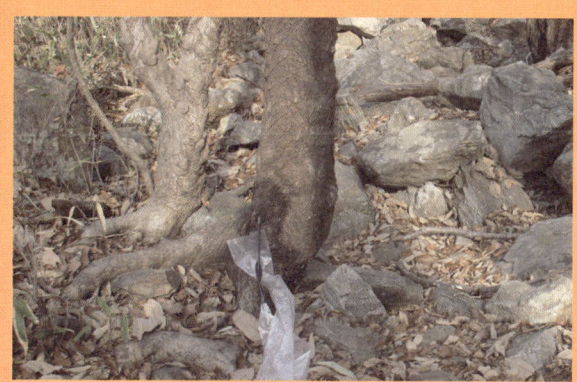

고로쇠나무 2009.2백운산

봄에는 약한 쓴맛, 약한 신맛, 약한 짠맛

약한 쓴맛(弱苦)은 기운을 끌어올리고 식욕을 돋우며 몸을 가볍게 한다. 민들레, 왕고들빼

Chapter 06 보약보다 좋은 제철음식의 비밀

기, 씀바귀, 두릅과 같은 쌉싸름한 봄나물이나 홍삼이 대표적이다.

약한 신맛(弱酸)은 기운을 수렴해서 허열을 없애고 몸을 가볍게 한다. 새콤한 맛에 몸이 수축하면서 진액이 새어나가는 것을 막아주는 것이다. 봄에 기운이 떨어져 설사하거나 식은땀을 흘릴 때는 돌나물이나 괭이밥, 묽은 매실 등을 먹는 것이 좋다.

앞에서도 인용했듯 인산 선생은 봄에 초목의 새싹이 자랄 때 지구상의 염분이 대량으로 소모된다고 했다. 염분 속엔 성장에 필요한 미네랄이 함유되어 있고, 춘곤증은 염분 부족에 기인하기 때문이다. 약한 짠맛(弱鹹)의 죽염, 퉁퉁마디, 칠면초, 새싹, 붉은 식물을 많이 먹는 것이 좋다.

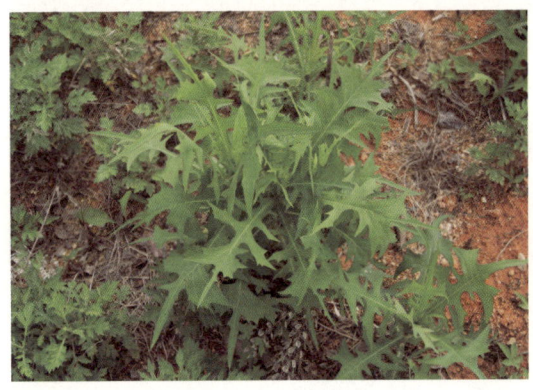
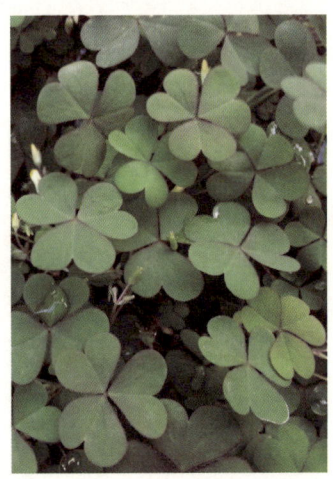

왕고들빼기(왼쪽) 2012.7 지리산 이소민
괭이밥(오른쪽) 2014.9 서울

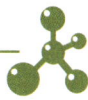

3
삼복 더위에는 이열치열이 정답

여름은 습기와 열기가 합쳐진 무더위(濕熱)의 계절이다.

한의학적으로 여름은 콩팥(水)이 약해져 심장(火)을 제어하기 힘든 계절이다. 건강한 상태란 수화(水火)가 균형 잡힌 상태인데, 여름에는 火가 극성하고 水가 약해지기 때문에 균형이 깨지기 쉽다는 말이다. 여름엔 피부, 얼굴 등 겉은 뜨거워지지만, 위장 등 속은 차가워지기 쉽다. 더워 죽겠다고 하면서 '이열치열'이라며 뜨거운 보신탕, 삼계탕을 먹는 이유가 여기에 있다.

여름철 보양식의 특징은 소모된 진기를 채워주고, 허약한 속을 보해주는 것이다. 또한 콩팥(腎臟)을 튼튼하게 해주며, 무더위(습기와 열기)를 소변으로 빼주는 것이다.

> ## 동의보감 따라잡기
>
> ### 여름철 원기를 보강해주는 생맥산生脈散 차 만드는 법
>
> 생맥산은 여름철에 기운이 떨어진 것을 보충해 주고 무더위(濕熱)를 이기게 한다. 만드는 방법도 간단하나, 맥문동, 인삼, 오미자를 2:1:1의 비율로 물에 달여 수시로 마시면 된다. 생맥산 차를 달이는 것이 번거롭다면 오미자를 물에 우려서 마셔도 여름철 건강을 지킬 수 있다.

습열을 소변으로 몰아내는 콩과 과일

콩류는 습열(濕熱)을 소변으로 빼주므로, 여름철 무더위(濕熱)에 아주 좋은 음식이다. 그 중에서도 특히 백편두(까치콩이라고도 불린다)가 좋은데 더위 먹어서 비질비질 땀이 나고 입맛이 없을 때 먹으면 기운이 난다. 기가 허약하고 몸이 무거운 사람에게 더 좋고, 여름철 식중독도 예방한다. 여러 가지 이유로 여름철 콩국수는 아주 훌륭한 음식이다.

수박, 참외, 포도, 다래 등 덩굴식물 역시 소변을 잘 나가게 한다. 야자, 망고, 바나나 등 열대의 무더운 환경에 적응한 과일들도 무더위를 잘 풀어준다. 그러나 모든 과일이 무더위를 풀어주는 것은 아니다. 반대로 무더위를 끌어들이는 과일들도 있다. 자연은 환경에서 살아남기 위해 여러 가지 선택을 한다.

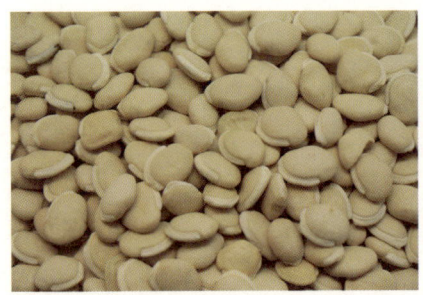

백편두 2014.11 천지가약초

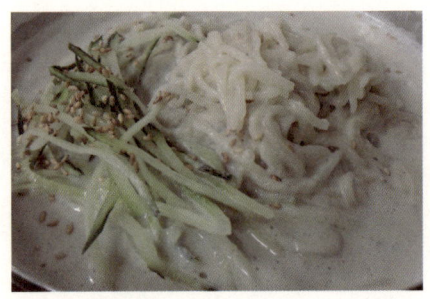

콩국수 2014.9 서울

여름에 보신탕, 삼계탕, 장어를 먹는 이유

여름에는 겉 다르고 속 다른 경우가 많다. 즉 몸의 겉은 뜨거운데, 속은 차가운 것이다. 여름철에 배탈, 설사가 많은 이유다. 보신탕, 삼계탕, 뱀장어는 여름철 차가워진 속을 데워주고 피부의 열을 식혀주는 아주 좋은 음식이다. 여름 보양식은 부추와 함께 먹는 경우가 많은데 속을 데워주는 효과가 상승하게 된다.

중국의 의서『구선활인심방』도 다음과 같이 권하고 있다.

'여름은 사람이 정액(精)과 정신(神)을 빼앗기는 계절이므로 더욱 보호하고 아껴야 한다. 그러므로 여름에는 나이에 상관없이 모두 따뜻한 음식을 먹어야 한다. 그래야만 가을에 곽란으로 토하고 설사하는 우환을 겪지 않는다. 뱃속이 늘 따뜻한 사람은 질병이 생기지 않고 혈기가 왕성하다.'

◉ 보 신 탕

보신탕은 개고기에 부추, 생강, 토란대, 마늘을 넣어 만든 전통음식이다. 개고기, 부추, 마늘을 넣고 푹 고아 먹으면 아랫배 단전(腎臟)이 데워진다. 토란대는 무더위로 가슴이 답답한 것을 풀어주고, 생강은 맛을 조화시키고, 방아(배초향) 잎은 소화를 돕는다. 보신탕의 효능은 한마디로 차가운 속을 데우는 것이다. 속이 데워지면 자연스럽게 피부 온도가 내려가고 땀이 식게 된다.

◉ 삼 계 탕

삼계탕은 누런 암탉에 인삼, 황기, 마늘, 찹쌀을 넣어 만든다. 누런 암탉은 소변이 잦은 것, 설사, 냉, 하혈을 수렴하는 효과가 있다. 황기, 인삼, 찹쌀은 기운을 보충하면서 피부를 수렴해서 땀이 덜 나게 한다. 익힌 마늘을 속을 따뜻하게 데워준다. 삼계탕은 여름철 더위에 지친 사람들의 기운을 보충해주고 땀, 설사, 소변, 냉 등으로 진액이 새어나가는 것을 막아준다.

◉ 뱀장어

　뱀장어는 뱀처럼 강한 탄력성을 가지고 있고, 이런 성질로 인해 남녀의 생식기(腎臟)를 강화하는 효능이 있다. 또한 물고기의 특성상 습을 몰아내서 몸을 가볍게 한다. 여름에 더위를 먹으면 전신 근육에 힘이 빠지고 몸이 무거워지며, 음낭에 습이 차고 성기능도 떨어진다. 이럴 경우 뱀장어를 먹으면 생식기(腎臟)의 근력이 강화되고 습을 몰아낼 수 있다.

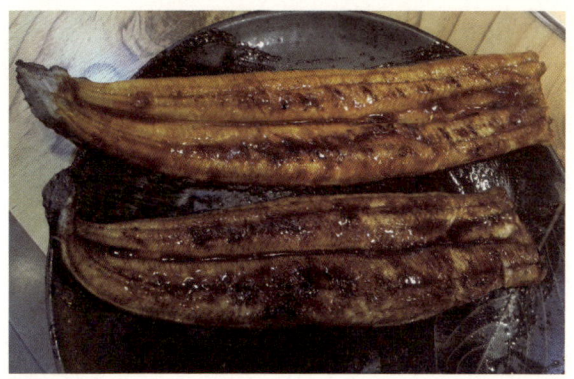

뱀장어 2014.9 서울

여름에는 약한 신맛, 약한 짠맛, 단맛

　여름에는 새콤한 과일이나 오미자차, 묽은 매실차를 수시로 마시는 것이 좋다. 약한 신맛(弱酸)의 수렴작용이 땀과 기운이 새어 나가는 것을 막아주기 때문이다.

　약한 짠맛(弱鹹) 역시 진액을 끌어당겨 땀이 덜 나가게 한다. 또 몸의 열을 내려주는 효과도 있다. 여름철에 유독 우뭇가사리를 많이 먹고 콩국수에 소금을 넣는 것도 이런 효능 때문이다. 보신탕, 삼계탕이 여름 보양식으로 좋은 것도 이 짠맛이 있기 때문이다.

　여름철 체력 보충을 위해서는 단것(甘)이 좋다. 더운 지역인 동남아와 중동 사람들이 단것을 좋아하는 이유가 있다. 또 수박, 야자 등 여름 과일, 열대 과일류도 대부분 당도가 높은 것이 특징이다.

연잎밥에 숨겨진 과학

잎이 큰 열대 식물들은 잎의 구멍을 모두 열어 증산작용을 활발히 하므로 열을 잘 식히는 특징을 갖고 있다. 이런 식물들을 먹게 되면 인체 내의 땀구멍을 열어 무더위를 식혀주는 작용을 한다.

특히 잎이 크면서 물에서 사는 연은 열을 땀과 소변으로 내보내는 효능이 탁월하다. 그래서 연잎은 여름 더위, 열사병을 이기는데 중요한 식품이다. 더위 먹어 입맛이 없을 때도 아주 좋다. 우리나라에서는 연잎밥보다 흔하게 먹는 것이 자박하게 지진 강된장을 곁들여 먹는 호박잎쌈이다. 호박잎 역시 넓고 크기 때문에 여름철 무더위를 이기게 해준다.

동남아에서 많이 먹는 요리인 바나나잎밥(론똥), 파초잎밥, 야자잎밥(크투팟), 대나무로 찐 딤섬 등도 같은 원리를 이용한 것이다.

아는 것이 약이다

수험생 여름 건강, 오미자로 지키자

오미자는 5가지 맛이 난다고 붙여진 이름이다. 오미자의 껍질과 속살은 달고 시며, 씨는 맵고 쓴데, 전체적으로는 짠맛이 있다. 오미자는 특히 호흡이 가쁘고, 여름에 땀을 많이 흘리는 사람에게 좋다. 정신력을 강화시키므로 집중력이 떨어졌을 때, 수험생의 정신 건강에 아주 좋다. 오미자를 차로 마실 때는 냉수에 7~8시간 담가 우린 다음, 설탕이나 꿀로 맛을 조절하면 된다.

오미자는 콩팥, 폐, 심장, 간에 두루두루 좋다. 콩팥을 데워주어 남자의 정력을 보하며 소변을 잘 참지 못하는 증상을 개선해준다. 기관지를 수축시키므로 만성 기관지확장증을 앓는 사람에게도 좋다. 오미자는 심장이 두근거리는 것과 불면증도 치료한다. 또한 간의 해독작용을 도와주므로 간경화, 간염, 숙취에 좋고 눈을 밝게 한다.

그렇다고 오미자가 만병통치약은 아니다. 위궤양, 십이지장궤양, 고혈압, 뇌압이 높은 경우엔 금해야 한다. 감기 초기에 기침할 때와 피부 발진이 있을 때도 주의해야 한다.

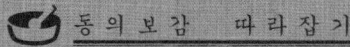 동의보감 따라잡기

여름철에 하지 말아야 할 것들

『동의보감』은 사계절 중 여름철 건강관리가 가장 어렵다고 했다. 피부는 뜨거워져 땀이 나지만, 속은 반대로 차가워지는 계절이므로 차가운 음식을 주의해야 한다. 여름철에 얼음물과 차가운 채소, 과일을 많이 먹으면 가을철 건강이 나빠진다.

여름은 콩팥이 가장 약한 때이므로, 과도한 성생활과 음주는 콩팥에 치명적이다. 몹시 무더울 때 찬물로 세수하면 눈이 나빠지므로 주의해야 한다. 외출 후에 돌아오면 찬물로 양치하되 삼키지는 말아야 한다.

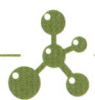

4
전어는 꼭 가을에 먹어야 한다

 가을 하면 생각나는 먹거리가 집나간 며느리도 돌아온다는 전어다. 또한 이름 자체에 가을이란 의미가 내포된 추어탕(鰍魚湯), 서해안의 대하와 낙지도 있다. 그런데 참 이상하다. 가을은 땅에서 결실을 맺는 수확의 계절인데 왜 하나같이 물에서 나는 것들일까?

 가을의 특징을 생각해보면 그 답이 나온다.

 가을은 천고마비의 계절이라고 하는데 하늘이 높아진다는 것은 대기가 건조해진다는(燥) 말이고, 말이 살찐다는 것은 겨울에 대비해 몸이 불어난다(濕)는 뜻이다. 식물은 가을이 되면 잎과 줄기가 마르면서 형형색색의 단풍을 만들어내고(燥), 열매와 뿌리가 튼실해진다(濕). 사람도 피부가 건조해지고(燥), 속살이 올라(濕) 겨울을 대비한다.

 한의학에서는 가을을 마를 조(燥)와 거둘 수(收, 濕), 두 글자로 표현한다.

 그런데 말리고 거두는 데는 진흙과 갯벌의 수생식물들이 탁월한 효능을 보인다. 그래서 가을 전어란 말이 나온 것이다.

건조해 생긴 병은 악화, 습해서 생긴 병은 호전

가을에는 겉이 건조해서 생기는 피부병은 악화되고, 습기가 많아 생긴 피부병은 호전된다. 건성 아토피나 건선, 안구건조증 등은 악화되고, 습성 아토피, 어루러기 등은 좋아지는 것이다. 속이 살찐다는 것은 습기가 강해진다는 의미다. 그러므로 우울증이 심해지고 디스크와 관절염도 악화된다.

가을은 폐가 주관하는 계절이기 때문에 폐와 관련된 호흡기질환과 피부질환이 많이 생기므로, 폐가 약한 사람은 주의해야 한다. 감기, 비염, 천식, 피부병, 어깨 뭉침 등의 증상이 자주 나타난다. 동의보감도 가을 습기에 상하면 겨울 기침으로 이어진다고 경고하고 있다.

그 이름부터 가을음식, 추어탕

물에 사는 생물은 자신의 몸에 들어온 물을 순환시켜 몸 밖으로 내보내는 힘이 강하다. 따라서 물고기들은 예외 없이 부종을 빼내는 효과가 있다. 그중 진흙과 갯벌에 사는 물고기, 낙지, 대하는 습을 소변으로 잘 내보낸다.

이런 음식들을 먹으면 물을 순환시켜 건조해진 피부를 촉촉하게 해주고, 여분의 수분은 배설시켜준다. 그러므로 피부가 건조하고 몸속이 습해지는 가을에는 갯벌과 진흙의 수생 생물이 좋다. 이들은 산후 유즙 분비에도 추천된다.

● 추어탕 鰍魚湯

추어탕의 주재료는 미꾸라지(鰍魚)와 초피다. 미꾸라지는 몸속 습기를 배설시키고 피부를 촉촉하게 해주고, 초피는 기침을 멎게 한다. 그런데 이 둘은 모두 속을 데워주는 효능이 있다. 가을엔 추어탕이 이름값을 톡톡히 하는 것이다.

◉ 가을 전어, 낙지, 대하

물고기인 전어는 당연히 소변으로 몸속 습기를 배설해준다. 가을이 되어 통통하게 살이 오른 전어를 먹으면 몸을 보할 수 있으며 피부도 매끄러워진다. 갯벌에 사는 낙지나 대하도 마찬가지다. 습기를 빼주는 건 기본이고, 기혈을 보충하고 아랫배의 양기를 돋우어 추운 겨울을 잘 버티게 해준다.

겨울을 대비해주는 달고 시큼한 과일

단맛은 에너지를 공급해주고, 떫고 시큼한 맛은 진액과 정액을 수렴해 겨울을 버티게 해준다. 감, 사과, 배, 귤, 오미자는 모두 시큼한 맛을 가지고 있어 수렴작용을 한다. 하지만 약간 서늘한 성질도 있으므로 과하게 먹지 않는 것이 좋다.

견과류는 피부에서 속까지 진액과 정액을 단단하게 응축시켜 주기 때문에 가을 음식으로 아주 좋다. 연자육, 밤, 도토리, 땅콩, 호두, 좁쌀 등을 하루 한 줌 정도 먹으면 된다.

◈ 아는 것이 약이다

가을철 건강, 계피차로 지켜라

가을철에는 태양의 운행에 맞춰 여름보다는 저녁을 일찍 먹고, 일찍 자고, 약간 늦게 일어나는 것이 좋다. 또한 가을의 기운에 맞게 마음을 안정시키고 진기와 정기를 수렴해야 한다. 한마디로 동면에 들어갈 준비, 즉 수렴하라는 것이다.

가을엔 생강차, 계피차 등을 자주 마셔 몸의 온도를 높여 놓아야 한다. 특히 가을과 겨울에 쉽게 땀이 나고 배 아픈 사람에게 계피차가 좋다. 심호흡을 자주 해 주는 것 역시 적응력을 높여 준다. 얼굴이 흰 사람은 황기와 인삼이 좋고, 얼굴이 검은 사람은 산수유 차가 좋다.

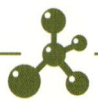

5
겨울밤, 메밀묵과 찹쌀떡을 먹는 이유

정월 대보름이 가까워오면 시장에 견과류들이 풍성하다. 동지가 되면 집집마다 팥죽을 끓이고, 겨울밤이면 골목마다 행상들이 "메밀묵 사려, 찹쌀떡~"을 외치고 다닌다. 왜 겨울에만 부럼을 깨고 겨울에만 팥죽과 메밀묵, 찹쌀떡을 먹을까? 모두 겨울의 특징과 관련이 있다.

겨울은 만물이 얼어붙는 시기다. 한의학에서는 겨울 3달을 폐장(閉藏)이라고 한다. 겉으로는 피부를 닫고(閉), 속으로는 열과 에너지를 저장(藏)하는 시기라는 뜻이다. 겨울이 오면 사람도 웅크리고 살찌며, 피부는 두터워진다.

겨울엔 찬 공기로 인해 수족냉증이 잘 생기고 찬바람에 감기, 폐렴, 중이염, 비염이 촉발된다. 겉은 차고, 속은 열이 몰리면서 중풍, 심장마비, 심근경색, 협심증 등 심혈관계 질환이 발생하는 시기이기도 하다. 위에서 말한 겨울철 대표 음식은 닫고 저장하는 수렴작용을 하면서, 찬바람으로 인한 내상을 막아주는 효능을 갖고 있다.

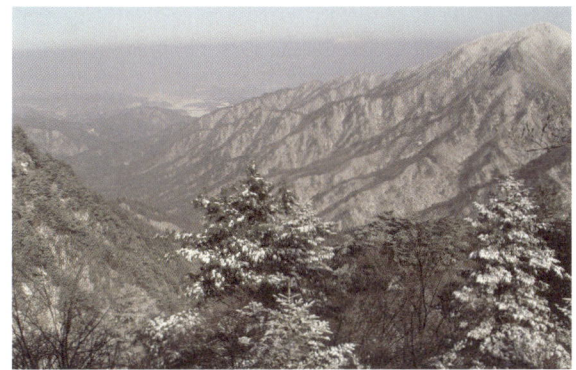

겨울 풍경 2010.1 치악산

추운 북쪽에서 자라는 곡식인 찹쌀, 찰기장, 밀, 메밀 등은 찰기가 있다. 찰기가 있으면 잘 뭉쳐지므로 이런 특징을 이용해 만든 음식이 면, 빵, 묵, 떡이다. 잘 뭉쳐지는 성질 탓에 체하기 쉽다는 부작용도 있지만, 피부를 두텁게 해 겨울 추위에 대비하는 효과도 있다. 메밀묵, 찹쌀떡, 동지 팥죽의 새알이 대표적인 차진 음식이다.

메밀의 원산지는 바이칼호, 히말라야, 동북아 등 아주 추운 지역이다. 메밀이 원료인 메밀국수(소바), 냉면, 막국수는 원래 추운 지역의 겨울 음식인데, 이들이 피부를 틀어막아 추위에 버티게 해주기 때문이다. 함흥냉면, 평양냉면이란 이름에서 알 수 있듯 냉면도 북쪽 음식이고 겨울 음식이다. 일본의 소바도 북알프스, 중앙알프스, 동계 올림픽으로 유명한 나가노현에서 먹기 시작했다고 한다.

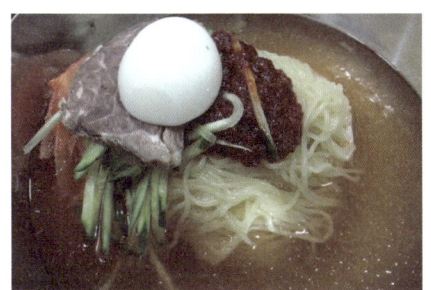

냉면 2014.1 이영은

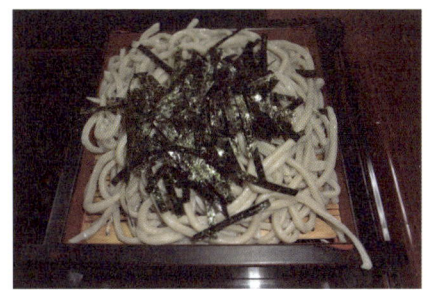

메밀국수 2014.11 일본 zjh

겨울철에 피부가 두꺼워진 상태에서 옷을 두껍게 입고 여기에 더해 뜨거운 음식만 먹다 보면, 내부에 열이 몰려서 심혈관계 질환이 발생하기 쉽다. 그래서 중풍은 겨울철에 가장 많이 발병한다. 이때 성질이 차가운 메밀이 겨울철에 뜨거워진 속 열을 식혀 준다. 그러므로 겨울철에 가끔 메밀국수와 냉면, 막국수를 먹어 주면, 밖으로는 피부를 틀어막아 추위를 이기게 해 주면서, 속으로는 내열을 식혀주고 겨울철 기름진 음식으로 더러워진 피도 맑게 해준다. 정말 겨울철에 필요한 음식이라고 할 수 있다.

우리가 설날에 떡국을 먹듯이 일본에서는 한해의 마지막 날인 섣달그믐에 소바를 먹는 풍습이 있는데, 떡국처럼 장수를 기원하는 의미가 있다. 계절과 관련된 식문화가 비슷한 데에는 반드시 이유가 있다.

부추만두는 최고의 겨울음식

체온을 보존하기 위해서는 염소고기, 양고기, 보신탕 등 따뜻한 기운의 음식들이 좋다. 추운 중국 북부와 몽골 사람들은 추위에 버티기 위해 양고기를 많이 먹는다. 부추 또한 속을 따뜻하게 해주므로 자주 먹는 것이 좋다. 겨울에 많이 먹는 만두에는 부추가 들어가는데, 만두피는 피부를 두텁게 해서 추위를 막아주고 부추는 속을 데워주니 아주 좋은 궁합이다.

몸이 으슬으슬할 때는 생강차나 고추, 마늘 등 매운 것을 먹는 것이 좋지만, 장복하는 것은 좋지 않다. 『동의보감』도 겨울에 생강, 마늘, 파를 많이 먹으면 봄에 간과 눈이 나빠지고 흰머리가 나며 수명이 짧아진다고 했다. 겨울에 매운 것을 많이 먹으면 땀구멍이 열리고 정액, 피가 몸 밖으로 나가니 봄에 문제가 생긴다는 말이다. 보약 먹을 때 파, 마늘, 무를 먹지 말라는 것과 같은 이치다.

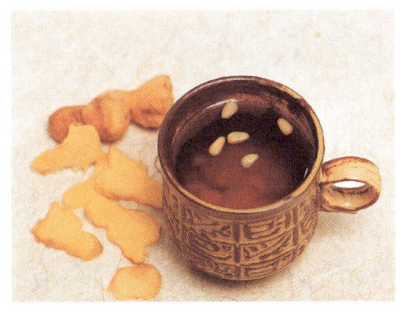 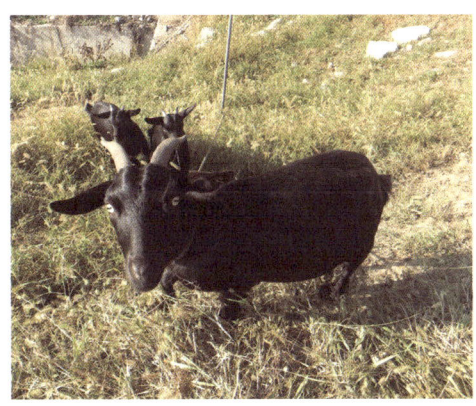

생강차(왼쪽) 2006.1 해외문화홍보원
흑염소(오른쪽) 2014.9 문경

겨울엔 하루 한 줌 견과류가 보약

견과류의 딱딱한 껍질은 내부의 엑기스를 꽁꽁 응집시킨다. 즉 정액과 진액을 갈무리하고 기침을 멎게 하는 것이다. 또한 딱딱한 껍질은 세균, 바이러스 등 외부의 이물질을 방어하는 역할을 한다. 견과류는 피를 맑게 하는 효과가 있어 겨울철에 빈발하는 중풍, 심장마비, 심근경색, 협심증 등 심혈관계 질환을 예방한다. 피가 맑아지면 부스럼 등 피부질환도 예방된다.

정월대보름의 부럼 전통은 뼈를 튼튼하게 만들어주기 위한 노력이다.

이(齒)는 뼈 중에서 유일하게 밖으로 드러난 부분인데, 뼈는 자극을 받을수록 단단해진다. 뼈가 단단해지면 기력과 면역력이 높아져 장수할 수 있다. 기공에는 이를 아래위로 딱딱 부딪치게 하는 고지법(叩齒法)이 있는데, 부럼을 깨는 것도 같은 효과가 있다.

그러나 아무리 좋은 견과류도 과하면 오히려 내열이 생길 수 있다. 하루 한 줌 정도가 적당하다.

> 아는 것이 약이다

겨울 새벽운동은 안 하느니만 못하다

겨울은 갈무리의 계절이다. 따라서 땀을 많이 흘리는 것은 좋지 않다. 겨울엔 태양의 운행에 맞추어 일찍 자고 늦게 일어나는 것이 좋으며, 새벽 찬 공기를 맞으며 운동하는 것은 반드시 피해야 한다. 겨울에 오히려 늦게 자고 무리하게 일하는 경향이 있는데, 이러면 봄에 춘곤증이 심해진다. 겨울에 갈무리된 것이 없으면 봄에 스프링처럼 튀어 오르지 못한다.

겨울에 너무 따뜻하게만 지내는 것도 여름철 냉방병만큼 좋지 않다. 추웠다 더웠다 하면서 면역력, 적응력이 높아지기 때문이다.

The secret of vital food

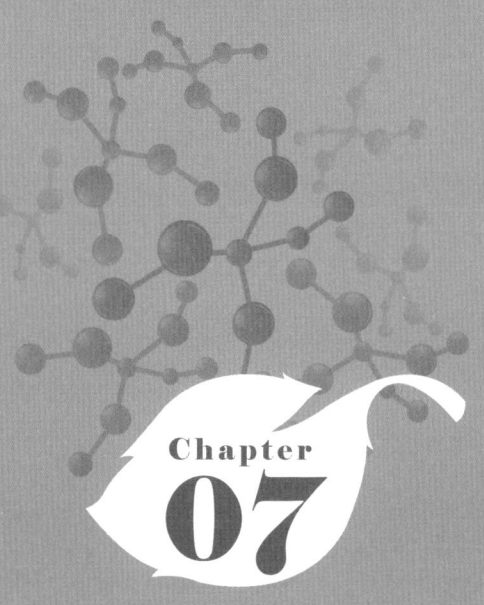

Chapter 07

사막부터 한대까지, 고산부터 심해까지

알로에, 참당귀, 동충하초, 참치, 녹용, 자작나무의 산지 이야기

1
사막식물은 보습한다

건조하고 일교차가 심한 사막에서 살아남으려면 어떻게 해야 할까?

생명체가 선택할 수 있는 방법엔 2가지가 있다. 진액을 많이 머금어 척박한 환경을 극복하는 방법, 혹은 스스로의 몸을 바싹 건조시켜 사막 환경과 동조하는 방법이 그것이다.

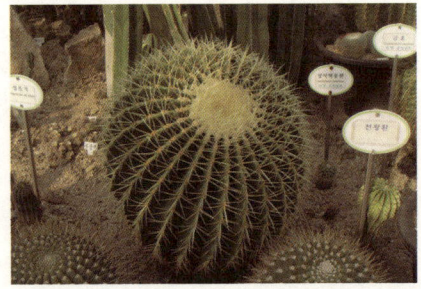

선인구 2012.8 쯔꾸바

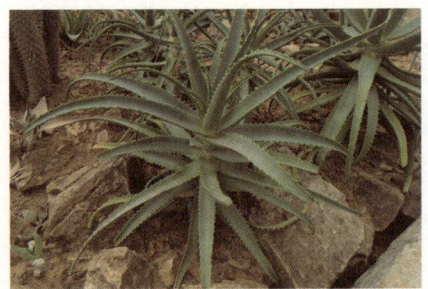

알로에 2014.10 서천 국립생태원

피부에 좋은 사막식물

선인장, 선인구, 알로에 등은 첫번째 방법, 진액을 머금는 것을 선택한 사막 식물이다.

선인장과 선인구는 수분 증발을 최소화하기 위해 자신의 몸을 공 모양으로 만들고 잎을 가시로 만들었다. 여기에 수분 증발을 막는 큐티클(cuticle)층을 발달시켰다. 사막에 최적화된 형태이다. 이들은 비가 오면 빗물을 한번에 빨아들여 몸을 부풀게 한다. 알로에와 용설란의 형태를 살펴보면 잎에 닿은 빗물이 모두 뿌리 쪽으로 흘러가는 형태로 되어 있다. 진액을 머금으려는 노력의 결과다.

선인장, 알로에 등이 몸속에 들어오면 몸이 진액을 머금어 윤기 있고 촉촉해지도록 해준다. 그런데 선인장과 알로에의 성질은 차갑다. 피부와 대장, 폐, 기관지에 시원하게 기름칠을 해서 윤기 있게 해 주는 것이다. 그래서 변비, 열성 기침, 건성 아토피 등에는 좋지만 몸이 차가운 사람은 주의해야 한다.

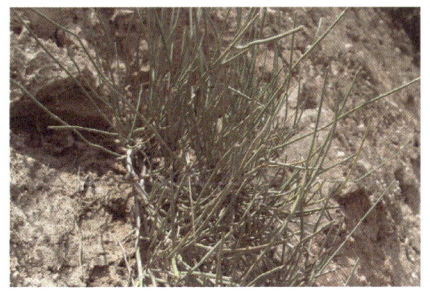

마황 2005.8 감숙성

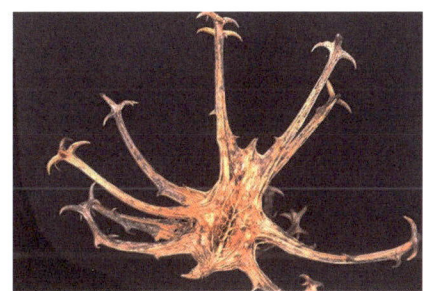

악마의 발톱

몸을 말려주는 사막식물

마황, 악마의 발톱 등 일부 식물은 사막 환경에 동화되어서 스스로 건조, 척박해지는 방법을 선택했다. 이들은 어혈, 수분, 담음 등을 말려서 인체를 사막같이 건조하게 만든다. 마황은 땀과 소변을 내보내 수분을 말리고, 악마의 발톱은 어혈을 없애고 풍습(風濕)을 말려서 관절염을 낫게 하고 붓기를 내린다. 그래서 마황을 다이어트에 쓰기도 했다. 이 약들은 모두 튼튼한 사람에게 써야 한다. 허약한 사람에겐 무리가 될 수 있다.

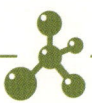

2
능선식물은 풍(風)을 몰아낸다

등산을 즐기는 사람은 잘 알 것이다. 분명 비가 온 적이 없는데도 새벽 능선 길을 걸으면 옷이 심하게 젖어 축축해진다. 능선 식물의 잎에 물방울이 많이 맺혀 있기 때문이다. 백두대간을 산행하다보면 특히 조릿대와 철쭉의 잎에 물기가 많은 것을 볼 수 있다. 능선이라는 독특한 자연환경이 빚어낸 결과이다.

능선에는 안개가 많다 산 밑에서 등산을 시작할 무렵에는 날이 흐렸는데, 산 중간의 구름층을 뚫고 정상에 오르면 쾌청한 경우가 많다. 안개와 구름이 능선에 걸려 있는 경우가 많기 때문이다. 이때 능선 식물들을 잎과 털을 이용해 안개 입자를 물방울로 만들어 뿌리에 톡톡 떨어뜨려 준다. 에델바이스로 알려진 솜다리의 털도 그런 역할을 한다. 이것이 능선 식물이 살아남는 방법이다.

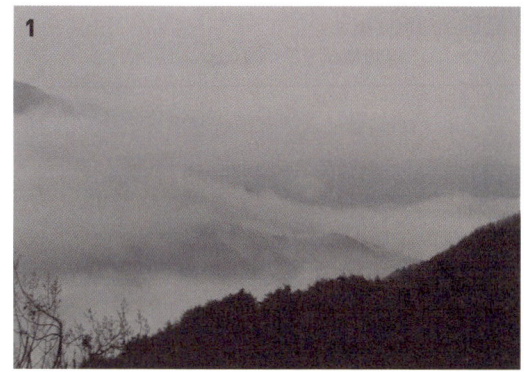
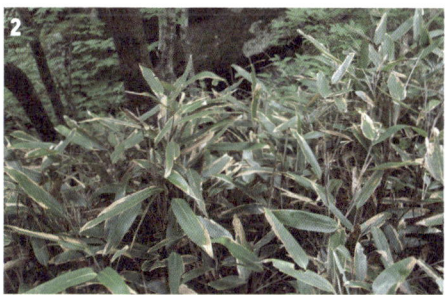
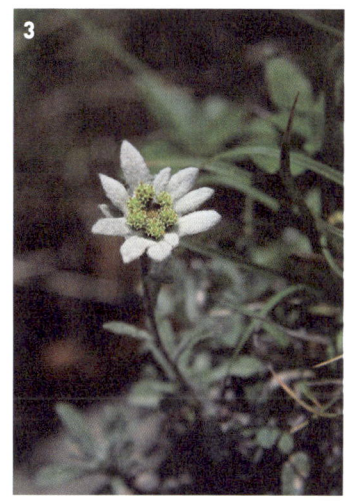

1 바람&안개 많은 능선 2006.1 지리산
2 능선 조릿대 2008.6 지리산 정민호
3 에델바이스 2008.6 설악산 김진규

능선에 큰 나무가 없는 이유

능선은 일교차가 심하고 바람이 무척 강한 곳이다. 계곡 길로 올라갈 때는 바람이 약하다가 능선에 올라서게 되면 강한 바람이 몰아친다. 그래서 땀이 난 상태로 능선에 오르면 감기에 걸리기 쉽다. 설악산, 지리산, 한라산, 소백산의 능선엔 늘 바람이 세게 불기 때문에 바람에 부러지기 쉬운 나무보다는 범의꼬리, 바람꽃, 송이풀 등 풀 위주로 자란다. 간혹 나무가 있다 하더라도 우뚝 서 있기보다는 눈잣나무처럼 옆으로 기면서 땅에 붙어 자란다.

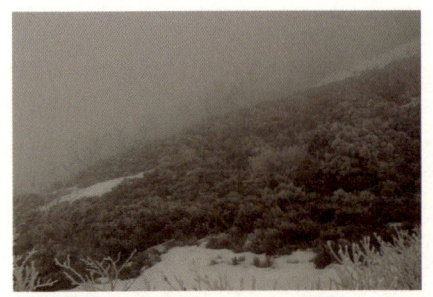
눈잣나무 2010.2 대청봉

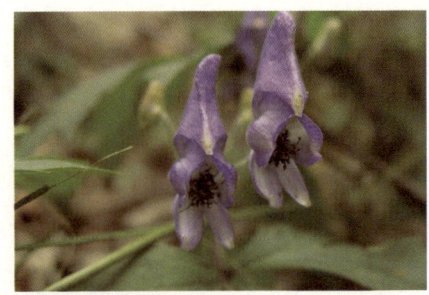
투구꽃(초오) 2010.9 축령산

풍습성(風濕성) 관절염에 좋은 능선식물

대청봉 주위에 자라는 에델바이스, 만병초, 범의꼬리, 눈잣나무 등 능선 식물들은 풍(風)과 습(濕, 안개)에 강하므로 기침을 멎게 하는 효과가 있다. 습에 강하다는 것은 습기 제거와 보습, 모두에 해당된다. 투구꽃이라 부르는 초오(草烏), 송이풀 등은 습을 제거하는 힘이 강하고 조릿대, 이끼류, 지의류 등은 보습력이 좋다. 능선에 자라는 삽주(약재명으로는 백출, 창출)는 위장의 습(濕)을 제거해서 소화를 돕는 명약이다.

능선 아래 습기 많은 곳에 자라는 참당귀는 심마니들에게 아주 중요한 약초다. 산속에서 자는 심마니들은 산의 습기 때문에 몸이 찌부둥하거나 감기에 걸리기 쉽다. 이때 참당귀를 달여 마시면 따뜻한 기운이 전신을 돌면서 무거워진 몸을 가볍게 해 준다. 즉 추위와 습을 동시에 제거해주는 것이다. 풍습성관절염에 삽주, 투구꽃 등 능선 식물들을 많이 쓰는 이유가 여기에 있다. 이런 식물들은 보다 높은 능선에서 짙은 안개와 강한 바람에 많이 노출될수록 약효가 강해진다. 그들이 경험한 기억이 약효로 나타나기 때문이다.

이런 특성은 약초 재배에도 이용할 수 있다.

동의보감 따라잡기

내 몸 안의 풍(風)

온도, 기압, 고도 등에서 극심한 차이가 날 때 바람이 만들어진다. 해수의 온도 차이로 인해 바다의 조류가 생성되고, 저기압과 고기압의 차이에서 바람이 생긴다. 우리 몸에서도 극심한 차이가 날 때 풍(風)이 동한다. 아래는 차갑고 머리로 열이 몰리면 풍이 생기는데, 우리는 이것을 중풍이라 부른다. 머리는 뜨거운데 찬 바닥에서 잘 경우, 입이 돌아갈 수도 있다.

몸은 극단을 피하고 항상성을 유지하려 한다. 하지만 과식, 과음, 부적절한 주거 환경, 지나친 성생활, 스트레스 등으로 조절 능력이 망가지면 체온 조절에 문제가 생기고, 이러한 양극 사이에서 강한 풍(風)이 생기는 것이다. 『동의보감 風』이 말하는 중풍 치료 방법은 단전에 뜸을 뜨는 것이다. 하체의 온도가 올라가면 머리로 열이 뜨지 않게 된다. 산의 정상과 능선에서 자라는 식물들은 바람, 온도, 습도의 급격한 변화에도 살아남는 힘이 강하므로 인체 내에서도 완충제(buffer) 역할을 충실히 수행한다.

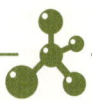

3
고산식물은 산소를 공급해 암을 치료한다

고도가 100m 높아질 때마다 기온이 0.6℃씩 떨어진다. 공기가 맑아지고, 자외선이 강해져 밤에 열손실도 커진다. 또한 공기 밀도가 낮아지면서 수분이 쉽게 증발해 버린다. 고산 식물들은 이런 척박한 환경에서 살아남기 위해 추위에 버티고 수분을 유지하는 힘을 키우며, 공기를 더 많이 흡수하는 법을 배운다.

겨울이 지나고 봄이 와서 고산식물이 다시 세상 밖으로 나올 때는, 활성산소(superoxide radical)에 의한 산화 반응으로 상처입기 쉽다. 고산식물은 이에 대비하기 위해 초봄에 항산화제인 SOD(superoxide dismutase)를 왕창 만들어 놓는 생존기술을 발휘한다. 이런 고산식물의 노력은 그대로 약효로 나타난다.

속을 따뜻하게 데워줄 뿐 아니라 몸에 진액을 공급하고 혈액에 산소를 공급해주는 것이다. 이런 독특한 약성 때문에 티베트 장약재(藏藥材)라는 약초 그룹이 나타나게 되었다. 티베트 등지에서 자라는 동충하초(冬蟲夏草), 홍경천(紅景天), 설련화(雪蓮花) 등의 약초는 공기가 희박한 환경에서 공기를 더 잘 흡수하므로 산소 공급 능력이 탁월하다. 같은 동충하초라 하더라도 해발 4000m에서 자란 개체와 500m 저지대에서 자란 개체는 약효가 다르다는 말이다.

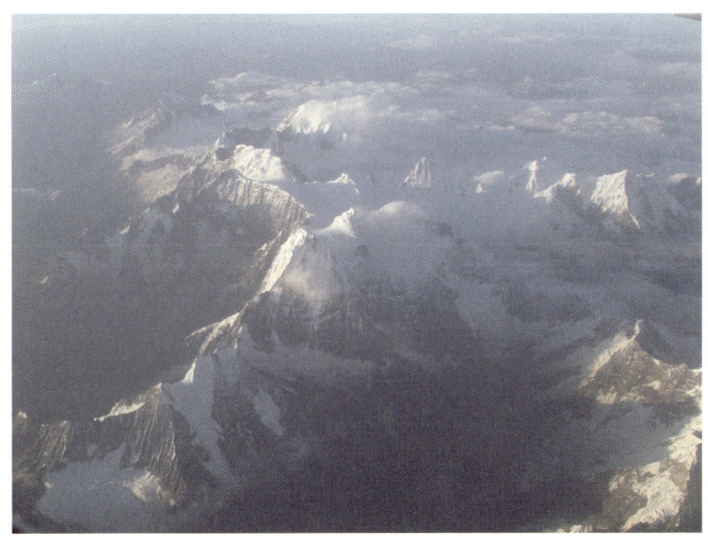

티베트 설산 항공촬영 2006.8 티베트

산소가 부족하면 암이 발생한다

1931년 바르부르크(Otto Heinrich Warburg) 박사는 세포 내 산소호흡이 부족해 암이 유발된다는 사실을 밝혀내고 노벨 의학상을 수상했다. 그의 연구에 따르면 '체내 산소량이 감소하면 산소를 이용해 에너지를 생산하는 효소들이 죽고, 산소를 공급받지 못하는 세포들은 살아남기 위해 당분 발효를 통해 에너지를 생산하게 되는데, 이중 일부가 암세포로 변이된다'는 것이다.

세포 내 산소가 35% 감소하면 이러한 현상이 일어난다. 이를 거꾸로 말하면 충분한 산소가 공급되어 당분 분해가 일어나지 않으면 암 발생 확률이 줄어든다는 것이다. 암 환자 중에서 어느 정도 자생력이 있는 사람이라면 고산에 위치한 병원에서 요양하는 것이 좋다. 초기에는 몸이 힘들 수 있지만, 곧 몸이 고산 환경에 적응한다. 저절로 복식호흡이 되므로 체내 산소흡수력이 좋아지는 것이다.

남미 고산지대에 사는 케추아 족이나 네팔의 구르카 족의 경우, 폐활량이 엄청나다.[13] 일반 사람도 고산에 살면 산소 흡수율이 높아져 암에 대한 저항력이 커진다. 고산지대의 환경에 적응할 힘이 없는 환자라면 고농도 산소실에서 치료받는 것도 고려해볼 만하다.

이는 예방주사와 혈청주사의 차이로 설명할 수 있다. 자생력이 있는 사람에겐 죽은 병균이나 약한 병균을 직접 주사해 항체를 만들게 하는 예방주사를, 자생력이 없는 사람에겐 항체를 가진 혈청을 직접 주사하는 혈청주사를 처방하는 것이다. 적재적소의 원칙은 언제나 중요하다.

최악의 환경이 만든 최고의 효과

동충하초, 겨우살이(미즐토, 곡기생), 적영지, 아가리쿠스 등 고산지대의 버섯류들은 세포의 산소결핍으로 발생하는 암을 치료한다. 그런데 왜 모두 버섯일까? 고산 식물에 기생하는 버섯은, 피기생체보다 더 강력한 산소 흡인력을 갖지 않고서는 살아남지 못하기 때문이다. 최악의 환경에서 고군분투하는 과정에서 최고의 약성이 만들어지는 것이다.

그렇다고 고산지대에서 나는 모든 식물과 버섯이 암에 좋다고 생각해서는 안 된다. 일부는 환경에 동화되는 방향으로, 즉 산소 결핍 상태를 즐기는 방향으로 적응한 것들도 있기 때문이다. 이런 식물과 버섯을 먹으면 체내에서도 산소 결핍 환경이 재현된다.

항암 성분인 '탁솔(taxol)'은 주목나무에서 추출되는데, 보다 높은 지역에서 자란 개체일수록 그 성분의 양과 질이 우수할 것이다. 이렇듯 식물이 생성하는 모든 물질은 그

식물의 필요에 의한 것이다. 단연코 우연히 존재하거나 공연히 만들어진 것은 없다.

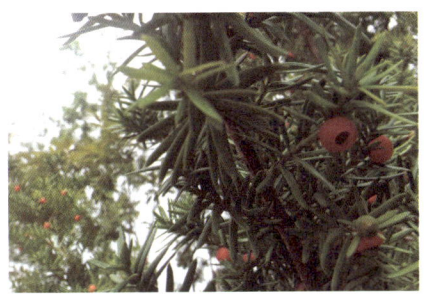

주목 2014.10 국립생태원

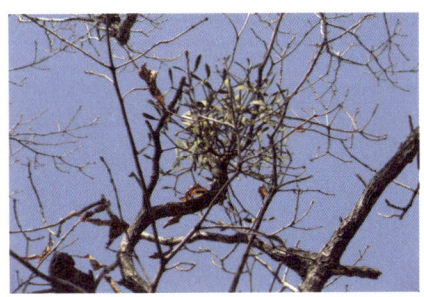

겨우살이 2009.10 가칠봉 김의영

◉ 겨 우 살 이 (미 즐 토 , 곡 기 생)

　겨우살이는 주로 참나무에 기생하며 고혈압, 신경통, 협심증 등에 작용한다. 독일에서는 미즐토(mistletoe)라는 이름의 암 치료제로 개발되어 환자들에게 복강주사로 투여된다. 기생하는 것들은 기생하는 것에 작용하는 것이 자연의 법칙이다. 이런 법칙으로 보자면 암과 태아가 몸에 기생하는 것이라 할 수 있다. 그래서 겨우살이는 임신시 태동 불안이나 피가 비치며 유산 기미가 있을 때 사용된다.

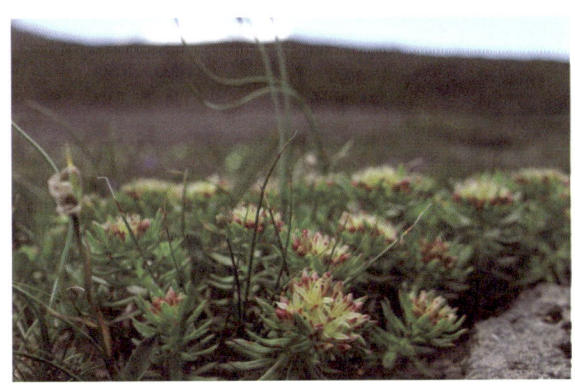

좁은잎돌꽃(長白紅景天) 2008.7 백두산 王辰

◉ 홍 경 천

　티베트에 가면 고산병 예방용으로 가장 많이 복용하는 것이 홍경천이다. 홍경천은 수십 종이 있는데, 해발고도 2000~5000m의 산소가 부족하고 건조하며 자외선이 강한 고산에서 주로 자란다. 우리나라 백두산에 자생하는 좁은잎돌꽃도 홍경천의 일종이다. 홍경천은 산소 결핍, 건조, 자외선에 대한 저항력이 강하다.

산소 공급 능력이 뛰어나 고산반응, 뇌 산소 결핍, 노화 방지, 만성 피로를 없애 준다. 러시아에서는 우주 비행사, 비행기 승무원, 잠수부, 운동선수들이 많이 사용한다. 돌나물과인 홍경천은 촉촉한 진액이 있어서 폐가 건조하고 뜨거워져 기침하는 증상을 개선해준다. 또한 자외선에 강한 약성은 피부미백 효과로 나타난다.

● 설련화

설련화는 해발 4000m인 티베트 고산의 돌 틈에서 자라는데, 눈이 채 녹지 않은 6~7월 개화기에 채취한다. 남녀 생식기를 데워주고 면역 기능을 높여 주는 효과가 뛰어나다.

● 동충하초

중국 육상선수단(마군단)과 덩샤오핑이 즐겨 먹어서 유명해진 동충하초는 티베트 해발 4000m 이상에서 자생한다. 산소가 부족한 높은 고산에서 자라므로, 폐가 산소를 잘 흡입하도록 도와주는 힘이 강하다. 폐호흡이 원활해지면 아랫배에도 힘이 들어가므로 발기가 잘 되도록 도와준다. 허리와 무릎에도 힘이 들어간다.

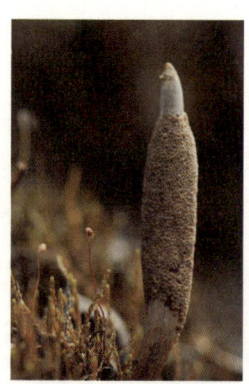
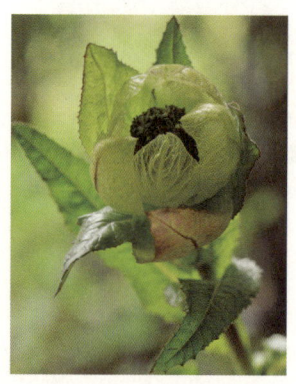

동충하초(왼쪽) 2011.6 티베트 해발 4200m 王辰
설련화(오른쪽) 2012.7 티베트 해발 4500m 王辰

> 아는 것이 약이다

동충하초는 낙지 잡듯이 채취한다

동충하초를 채취하는 방법은 갯벌에서 낙지나 조개를 잡는 것과 비슷하다. 즉 구멍이 패어진 곳을 찾는 것이 요령이다. 하지 무렵 눈이 완전히 녹지 않았을 때 눈밭을 가만히 보면 군데군데 구멍이 패어진 곳이 있다. 양기가 강한 동충하초가 주변 지역보다 눈을 빨리 녹이기 때문이다. 암은 냉증이라고 하지 않는가. 이런 특성이 면역력 증강은 물론 항암 작용을 하는 것이다.

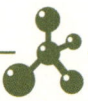

4
심해 물고기는
뇌, 눈, 피에 좋다

바다에서 잠수해 본 사람은 알 것이다. 조금만 내려가도 높은 수압이 전신을 조여들어 숨쉬기도 힘들어진다. 10미터 내려갈 때마다 수압은 1기압씩 높아진다. 그런데 수십 미터, 수백 미터 깊이의 바다에서 사는 물고기들은 어떻게 멀쩡할 수 있는 걸까?

360도 전방위에서 조여드는 수압을 버티기 위해 심해 물고기는 전신의 근육을 단단하게 무장했고, 몸의 단면은 잠수함처럼 동그랗게 만들었다. 즉 수렴, 응집하는 힘이 강해진 것이다. 그래서 심해에 사는 등푸른생선을 먹으면 이런 생명력을 몸속에서 재현시킬 수 있다.

우리 몸에서 수렴, 응집되어 있는 기관을 찾자면 뇌와 눈, 척추다. 심해 물고기가 자신의 몸의 단면을 동그랗게 수렴했듯이 뇌와 눈, 척추도 단면이 원형이다. 유유상종의 자연 법칙에 따라 심해 물고기는 뇌와 눈, 척추에 좋다. 식물 중에서 수렴작용이 큰 것은 견과류다. 견과류 역시 단단하고, 공 모양이 아닌가?

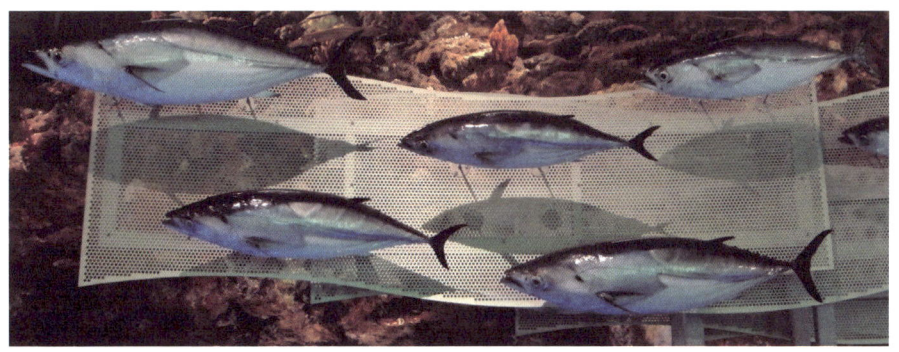

가다랑어 2013.2 일본 국립과학박물관 Momotarou2012

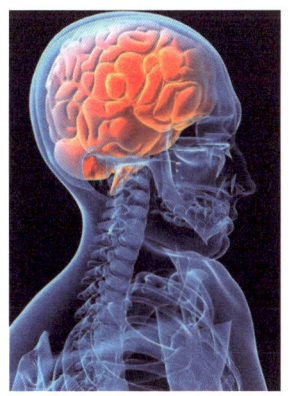
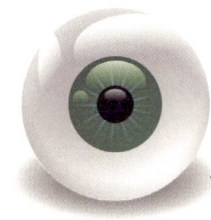
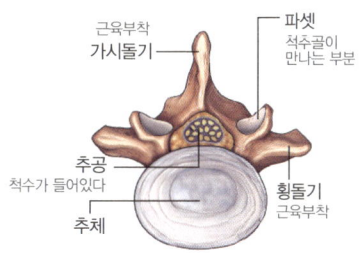

뇌, 안구, 척추의 구조

유유상종의 법칙, 등푸른생선과 견과류

심해의 강한 압력 속에서 자신의 몸을 단단하게 수림함으로써 살아남은 등푸른생신은 우리의 뇌와 눈, 뼈를 튼튼하게 한다. 참치, 고등어, 꽁치, 가다랑어, 장어, 정어리, 방어 등이 대표적이다. 이런 생선들은 높은 수압을 견디기 위해 오메가3 지방산을 많이 함유하고 있는데, 인체 내에서도 농축된 곳, 즉 압력이 높은 곳인 뇌, 눈, 척추에서 필요로 하는 성분이다.

식물의 부위 중 가장 단단하고 농축된 부분은 씨앗이다. 그중에서도 잣, 연자육, 은행, 호두 등의 견과류는 더욱 단단하게 농축되어 있다. 견과류 또한 구형이거나 단면이 원형으로 되어 있으며 수렴하는 힘이 강해 눈, 뇌, 척추, 정력을 강하게 한다. 오메가3 지방산이 함유되어 뇌 기능도 활성화한다.

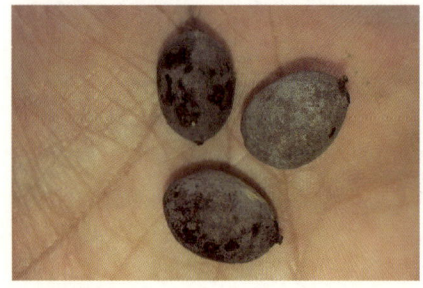

연자육 2013.10 경산

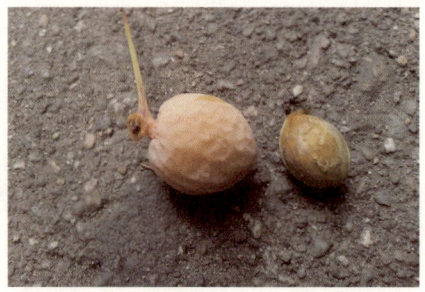

은행 열매와 씨앗 2014.9 서울

등푸른생선은 피를 맑게 해준다

소나 돼지 등 길짐승의 체온은 사람보다 높다. 그래서 육류의 기름은 상온(25℃)에서 금방 굳어버린다. 이와 달리 식물의 기름은 상온에서 굳지 않으므로 동물성 기름보다는 식물성 기름이 권장된다.

깊은 바다에서 사는 물고기는 4℃ 정도의 찬 온도에 적응한 상태이므로, 그 기름은 상온(25℃)에서 당연히 굳지 않는다. 식물성 기름과 같다. 심해의 강한 압력에서도 굳지 않던 기름이라서, 뭉치는 법도 없다. 따라서 등푸른생선은 사람의 뭉친 피를 풀어서 맑게 하는 효과가 있다. 그런데 물고기의 기름은 좋은 만큼 산패되기도 쉽다. 사실 제대로 된 물고기 기름을 먹는 것은 쉬운 일이 아니다.

생선의 눈과 머리

생선의 머리를 먹으면 머리가 좋아지고, 눈을 먹으면 눈이 밝아진다. 머리에 좋다고 하는 DHA 역시 생선의 눈과 뇌에 집중적으로 분포되어 있다.[14]

우리나라에서는 예로부터 "생선의 눈을 먹으면 눈이 밝아진다"고 했고, 중국에서는 "多吃魚可使頭腦聰明(생선을 많이 먹으면 머리가 총명해진다)"고 했다. 영국의 마이클 크로포드(Michael Crawford) 교수도 그의 저서 『The Driving Force : Food, Evolution and the Future』에서 '생선을 많이 먹는 일본 아동이 육식 중심의 미국이나 유럽 아동보다 IQ가 높고 학업성적도 우수하다'고 밝혔다.[15]

아는 것이 약이다

어두일미(魚頭一味)의 유래

어두일미(魚頭一味)란 생선은 대가리가 제일 맛있다는 뜻이다. 생선 중에서도 도미의 머리 부위가 특별히 맛있기 때문에 생겨난 말이라고 한다.

조선 정조 때 사신으로 청나라에 갔던 실학자 유득공이 현지의 문인들과 이야기를 나누다 도미가 화제에 올랐다. 청나라 선비가 물었다. "이곳에서는 대두어(大頭魚)라 부르는데 조선에서는 뭐라 하나요?" 유득공은 이렇게 대답했다고 한다. "독미어(禿尾魚)라고 합니다. 흔히들 이 생선은 머리가 제일 맛있다고 하지만 진짜 묘한 맛은 바로 두 눈알에 있지요."

생선은 머리가 맛있고, 그 중 눈알이 최고라는 이야기다.

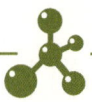

5
한대지역 생물은 양기를 북돋는다

 열대 식물은 뜨거운 태양을, 사막 식물은 건조한 환경을 견디고 살아남는다. 그렇다면 한대 지역은 어떨까? 우리나라는 1년 동안 밤낮이 365번 교차하기에 1년이 365일이지만, 극지방은 1년이 하루일 수 있다. 1년 내내 백야(하루 종일 해가 지지 않음)와 극야(極夜 하루 종일 해가 뜨지 않음)만이 존재하기 때문이다.

 독특한 환경은 독특한 생태를 만든다. 그렇다면 북극권에서 자생하는 자주범의귀는 뭔가 다른 생태, 뭔가 다른 약효를 갖고 있을 것이다. 추위에 동화되어 스스로 차가워져 사람 몸을 차갑게 하거나, 추위를 극복하기 위해 스스로 뜨거워져 사람 몸을 뜨겁게 하거나, 이도 저도 아니라면 몸과 마음의 속도를 늦춰 도인에 가까운 슬로우 라이프를 살게 하거나….

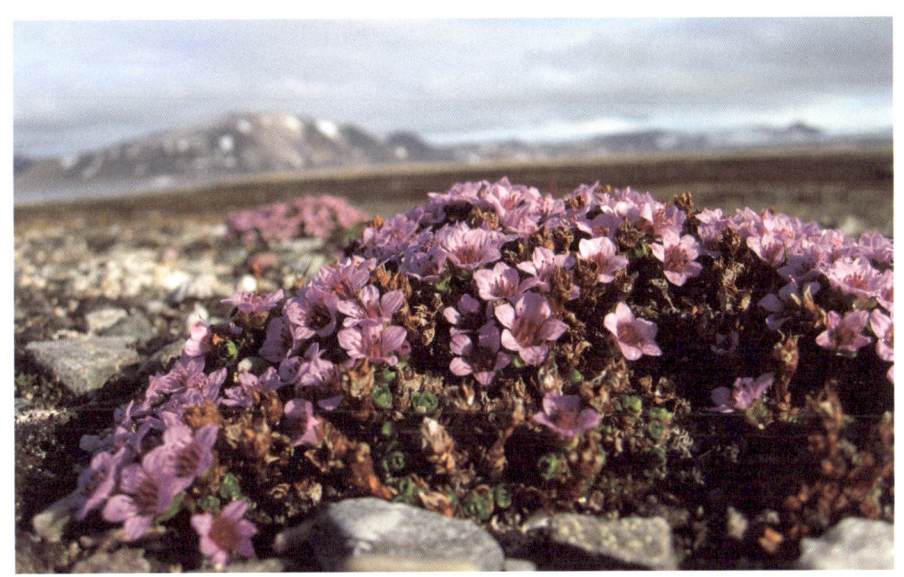

자주범의귀 2004.7 북극권 Alastair Rae

한대 생물은 몸을 따뜻하게 해준다

자연은 극한 환경에서 여러 가지 선택을 한다. 고온이든, 부족한 공기든, 추위든, 환경을 극복하려는 방향으로 적응하는 생물이 70~80%, 오히려 환경에 동화되는 방향으로 적응한 생물이 20~30% 정도 된다. 즉 한대 생물의 70~80%는 체온을 지키는 쪽을 선택했다는 말이다.

곰은 겨울에 살찐다. 사람도 마찬가지다. 러시아, 스칸디나비아, 시베리아, 몽골 등 추운 곳에 사는 사람들은 덩치가 크고 피부가 두껍다. 체온을 높여 추위에 저항하기 위함이다. 고산 식물들은 추위를 이기기 위해 눈 속에 숨어서 0℃ 부근을 유지한다. 한대의 동식물들은 체온을 보존하기 위해 모난 것을 쳐 버리고 둥글둥글해지려고 한다. 북극곰과 펭귄의 자태를 생각해보면 쉽게 이해가 될 것이다.

같은 소나무라도 추운 지역의 목재를 상품으로 치는 이유는 목재의 질이 촘촘하기 때문이다. 추위를 이기기 위해 자신의 몸을 단단하게 바꾼 것이다. 이렇게 자연은 주어진 환경에서 살아남기 위해 가능한 모든 방법을 동원한다.

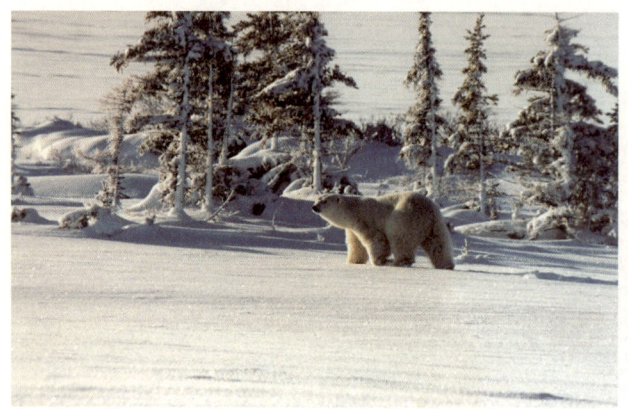

북극곰 2007.4 캐나다 Manitoba Mila Zinkova

시베리아 녹용, 가평 잣이 유명한 이유

녹용 중에서도 시베리아 녹용을 최고로 친다. 알타이 산맥 북쪽 시베리아의 추운 곳에서 자라는 사슴들은 살아남기 위해 더 많은 양기를 머금게 되기 때문이다. 녹용은 갓 자라난 뼈의 싹이라 할 수 있고, 그것을 먹어 단전의 양기를 보충하려는 것이다.

가평 잣이 유명한 것도 가평이 추운 지역이기 때문이다. 가평군 남쪽인 설악면은 중미산, 유명산의 북쪽 사면으로 눈이 늦게까지 녹지 않아 눈메골(雪嶽面)이라는 이름을 갖고 있다. 가평군 북쪽은 축령산, 한북정맥, 경기도 최고봉인 화악산 등에 둘러싸여 있다.

식물은 추우면 추울수록 자식(씨앗)에게 추위를 버틸 수 있는 강력한 힘을 만들어 준다. 따라서 노인이 아랫배 양기가 떨어져 변비가 있고 소변이 잦을 때, 피부가 마르고 머리카락이 빠질 때 잣이 좋다.

화촉이란 자작나무(樺)를 태운다(燭)는 의미

추운 지방에 사는 일부 생물은 추위에 동화되기도 하는데, 자작나무 껍질과 버드나무류의 나무껍질, 툰드라에 사는 지의류와 선태류가 그렇다. 자작나무의 흰 껍질은 시베리아 극한의 생태환경에 동화되어 차갑고 건조하다. 이런 성질은 습열을 제거하는 약성으로 나타나므로 아토피피부염, 잇몸질환 등에 사용된다.

시베리아, 스칸디나비아, 대흥안령산맥에는 자작나무의 거대한 군락이 있는데, 자작나무는 추위를 버티기 위해 속에 기름을 많이 저장해둔다. 결혼한다는 의미로 흔히 화촉(樺燭)을 밝힌다는 표현을 쓴다. 화촉이란 자작나무(樺)를 태운다(燭)는 뜻이다. 기름이 많고 따뜻한 성질의 자작나무로 불을 밝히며 밤새 즐긴다는 뜻이다.

자작나무 목재는 단단하고 치밀해서 건축, 조각, 펄프, 가구용으로 사용한다. 우리나라 팔만대장경판도 자작나무로 만들어졌다. 또한 자작나무 껍질에는 큐틴(Cutin)이란 천연 방부제 성분이 있어 부패나 좀, 곰팡이가 슬지 않는다. 밥을 자작나무 껍질에 싸 놓으면 3~4일이 지나도 상하지 않는다고 한다.

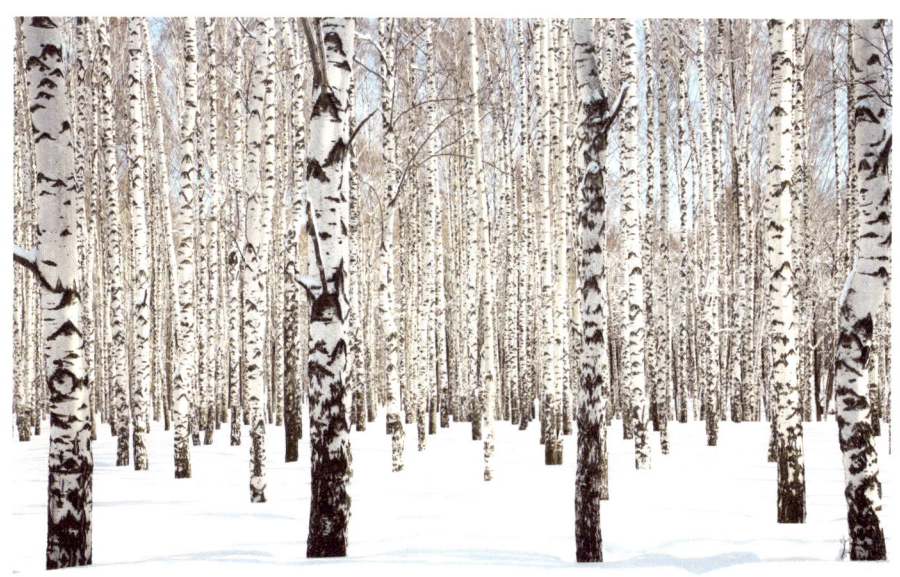

자작나무 2012.4 러시아 Elena Kovaleva

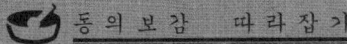 동의보감 따라잡기

충蟲을 없애주는 자작나무 (자일리톨)

자작나무의 겉 부분은 추위를 극복하는 것이 아니라 동화되는 쪽으로 적응했다. 그래서 자작나무의 가장 바깥 껍질인 화피(樺皮)는 냉장고처럼 열을 식혀 준다.『동의보감』도 "화피는 추운 지방에서 자란 것일수록 더 좋다"고 했다. 화피는 나무껍질의 기본 특성인 배제하는 힘과 자작나무 특유의 뛰어난 방수력에 의해 소변을 잘 내보내고, 습을 제거한다. 따라서 습열로 인한 황달을 치료한다. 한의학은 습열로 인해 충(蟲)이 생긴다고 본다. 핀란드에서는 충치를 예방하기 위해 자기 전에 화피(자일리톨)를 씹는다.『동의보감 피부』에 따르면 충으로 인한 피부병을 화피로 치료한다. 화피는 폐, 기관지, 인후 등의 열을 내려주는 효과도 있다.

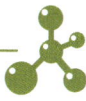

6
맑은 물에는 독초가 산다

살아있는 생명체는 환경에 순응하거나 극복하거나, 양자택일을 한다.

사막에서는 말라버리거나 수분을 잘 보존하거나, 한대에서는 차가워지거나 온도를 보존하거나 선택을 한다. 그렇다면 공해지역이나 청정지역에 사는 생물들은 어떨까 생각해보자.

우선 공해지역은 쉽다. 스스로 해독하거나 독소를 즐기거나가 정답이다. 그런데 청정지역의 생물들은 어떨까? 살기 편한 환경을 즐기며 특별한 약성을 개발하지 않았을까? 그렇지는 않다. 깨끗함을 그대로 유지하기로 선택한 국화가 있는가 하면, 소량의 독소를 머금은 미치광이풀, 자리공도 있기 때문이다. 맑은 수원지에 가면 유난히 독초가 많은 이유다.

오염물질을 걸러주는 필터, 미치광이풀

물맛 좋기로 유명한 산골 수원지를 가보면 미치광이풀이 참 많다. 수원지를 거의 뒤덮고 있는 경우도 있다. 미치광이풀은 많이 먹으면 미친 사람처럼 행동한다고 해서 붙여진 이름이다. 그만큼 독성이 강하지만, 아트로핀(atropine) 성분이 진정작용을 해서 약으로 쓰이기도 한다. 그런데 이상하지 않은가? 왜 독초가 많은 물이 깨끗하고 좋은 물일까?

미치광이풀은 물속에서 인간에게 해로운 독소를 흡입한다. 자신에게는 그 독소가 필요하기 때문이다. 마치 정수기의 필터처럼 오염물질을 걸러주는 것이다. 그러나 죽은 미치광이풀을 스쳐 나온 물은 몸에 해롭다.

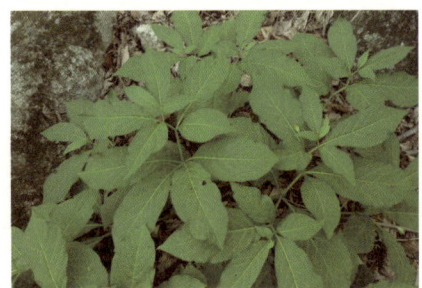

미치광이풀 2009.5 점봉산 김예지

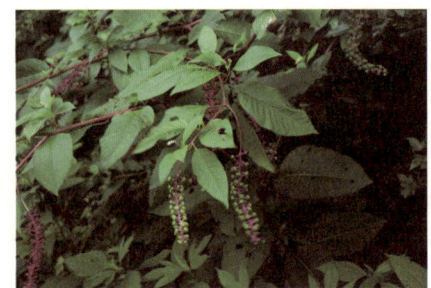

자리공 2014.8 신선봉 지형민

토양을 정화하는 독초, 미국자리공

외래식물인 미국자리공은 공해지표식물로 유명하다.

쉽게 말해 오염지역에서 자라는 대표 식물이라는 의미다. 얼마 전까지만 해도 미국자리공은 공해와 토양 산성화의 주범으로 인식되었는데, 이는 사실과 다르다. 스스로 독성을 갖고 있는 미국자리공은 토양에서 오염물질을 빨아들이므로 오히려 오염을 정화하고 산성화된 토양을 회복시키는 작용을 한다.

공해는 인간에겐 독소이지만, 미국자리공에겐 좋은 양식인 것이다. 부패한 고기가 인간에겐 독소지만 곰팡이에겐 좋은 먹이인 것과 같다. 미국자리공의 독성을 이용한 약재가 상륙(商陸)인데, 대소변을 쫙쫙 보게 해서 독소를 제거하는 효과가 있다.

우리나라 자생 식물인 자리공은 미국자리공과는 달리 깨끗한 수원지 근처에서 사는데, 미치광이풀과 마찬가지로 인간에게 좋지 않은 독소를 흡수해 물을 정화시키는 역할을 한다.

> **아는 것이 약이다**
>
> ### 식물은 살아있을 때와 죽었을 때 다른 작용을 한다
>
> 살아있는 식물은 이산화탄소를 흡수해 공기를 맑게 하지만, 죽으면 부패하면서 산소를 소비하기 때문에 인간에게 해롭다. 수원지의 독초도 마찬가지다. 독초들이 살아있을 때는 여기서 흘러나온 물을 마셔도 아무 문제가 없다. 그런데 독초들이 죽었을 때 흘러나온 물을 마시면 위험하다. 살아있을 때는 독성을 만들어도 흘러나오지 않지만, 죽어서는 독성이 스며 나오기 때문이다.

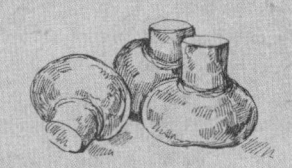

The secret of vital food

Chapter
08

쌀도 가지가지, 먹는 방법도 가지가지

안남미, 찰벼, 밀, 현미, 발아현미, 떡, 죽, 숭늉의 구수한 이야기

1
전 인류의 주식, 벼과 식물

현재 지구 위에 사는 사람들 대부분의 주식은 벼과 식물이다.

서양 사람들은 빵을 먹는데 무슨 소리냐고 하실 분들도 있겠지만, 앞서도 설명했지만 밀 역시 벼과 식물이다. 한마디로 전 인류의 주식은 쌀, 아니면 밀이다.

쌀은 크게 안남미(indica)와 찰벼(japonica)로 나뉘는데, 안남미는 열대와 아열대 지역에서 자라고 찰벼는 사계절이 뚜렷한 온대지역에서 자라는 것을 볼 수 있다. 밀은 보다 추운 냉대와 온대 지역에 걸쳐 자란다. 동남아의 주식은 안남미, 동북아의 주식은 찰벼, 유럽과 아메리카의 주식은 밀이다.

안남미, 찰벼, 밀은 같은 벼과 식물이지만 자라는 환경에 따라 효능이 달라진다. 그것을 주식으로 하는 사람들의 체격, 성격, 병증도 달라진다.

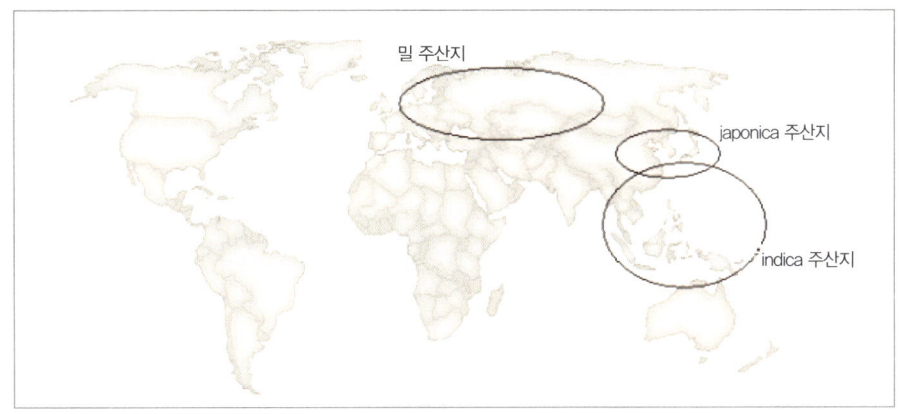

벼과 식물의 주산지

베트남 사람들이 날씬한 이유, 안남미

안남미(Indica)는 주로 중국의 화남 지방과 동남아의 열대 지방에서 생산되고 소비된다. 그 지역에서는 1년에 3모작, 4모작까지 한다. 무더운 환경으로 인해 안남미는 날씬하고 길쭉한 형태와 기름기가 적고 칼로리가 낮은 성질을 선택했다. 안남미로 밥을 하면 푸석푸석해서 숟가락에서 흘러내릴 정도다. 이런 안남미를 먹으면 땀구멍을 열어 땀 발산을 쉽게 해주기 때문에 무더위(습열)을 이길 수 있다.

베트남은 4모작이 가능한 풍족한 땅인데도, 여성들은 모두 날씬하다. 전통의상 아오자이는 날씬하지 않으면 소화할 수 없다. 그들은 열대 환경에서 살아가기 위해 체형

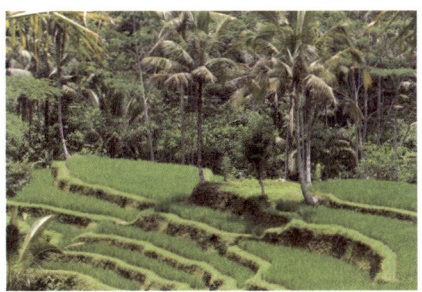

안남미 논 2009.1 0인도네시아 Konstik

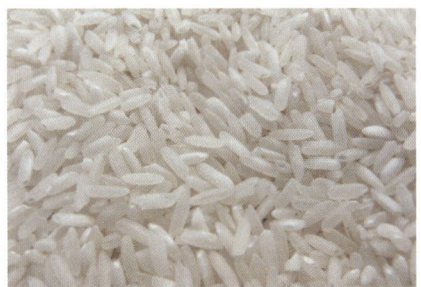

안남미(indica) Kotema

Chapter 08 쌀도 가지가지, 먹는 방법도 가지가지

이 그렇게 변한 것이다. 또한 주식으로 먹는 안남미가 몸을 날씬하게, 피부를 얇게 해주기 때문이다. 길쭉길쭉한 안남미는 사람도 날씬하게 해 준다. 따라서 안남미는 무더운 여름, 더운 곳에서 근무하는 사람, 다이어트를 원하는 사람에게 적당하다.

추위 타는 사람에게 좋은 찰벼

찰벼(Japonica)는 사계절이 뚜렷한 한국, 일본, 중국 북부 등 온대 지방에서 생산되고 소비된다. 가을과 겨울을 대비해 식물은 지상부가 시들거나 낙엽을 떨구고, 사람과 곰은 살을 찌운다. 벼 역시 겨울을 나기 위해 낟알이 동글동글해지면서 끈기를 갖게 된다. 찰벼로 밥을 하면 찰기가 있어 잘 달라붙으며 찧어서 떡을 만들 수 있다.

찰벼는 뭉치고 틀어막는 성질이 있어, 살을 찌우고 체온을 보존한다. 겨울이 있는 지역, 추위를 타는 사람, 피부가 약한 사람, 마른 사람이라면 늘 먹어야 한다. 만약 추운 지방이나 겨울철에, 또는 저체온증인 사람이 안남미를 먹으면 몸이 차가워져 추위를 이기기 힘들다.

『동의보감』 곡식편은 '늦게 여무는 쌀, 서리 맞은 쌀이 좋다'고 했다. 가을 서리를 맞으면 낟알이 더 단단해져 몸을 보충하고 피부를 두껍게 하는 작용이 강해지기 때문이다.

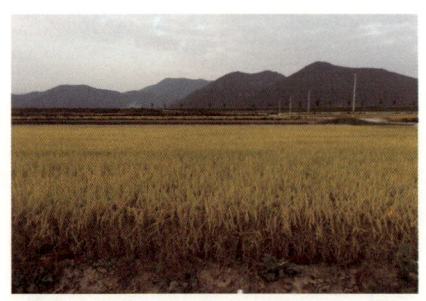

찰벼 논 2014.10 창녕

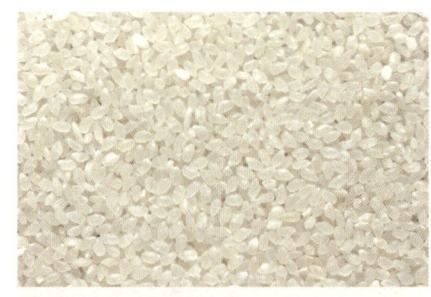

찰벼(japonica) 2012.6 Suppakij1017

체격을 키우고 피부를 두텁게 하는 밀

밀(Wheat, 小麥)은 러시아, 중국 북부, 미국, 우크라이나, 캐나다, 오스트레일리아 등의 냉·온대 지역에서 재배하는 작물로 고온에 약하다. 기본적으로 가을에 파종하여 겨울을 나고 봄을 지나 여름에 수확한다. 물론 봄에 파종하여 그해에 수확하는 봄밀도 있다.

밀 재배 지역의 동물들을 보면 북극곰처럼 살이 찌고 털이 많다. 식물 또한 겨울 추위에 살아남기 위해 껍질이 두꺼워지고 열매가 차지다. 중·북부 유럽 사람들 역시 체격이 크고 피부가 두텁다. 밀은 너무 차지기 때문에 가루 내어 물만 부어도 한 덩어리가 된다. 이런 성질을 이용해 면이나 빵을 만드는 것이다.

밀의 차진 성질은 피부를 틀어막고 두텁게 해서 열이 빠져나가지 않도록 한다. 위장도 두텁게 만든다. 『동의보감』에서도 '밀은 사람을 크고 단단하게 하며, 추위를 막아준다'고 했다. 우리나라의 경우, 6.25 전쟁 이후 본격적으로 밀을 먹으면서 덩치가 커졌다.

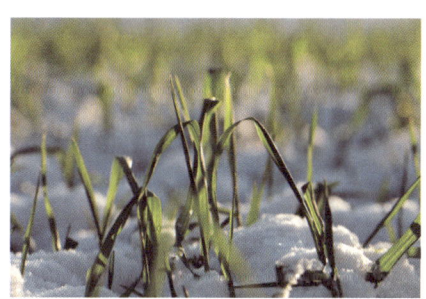

겨울 밀밭 2012.12 라트비아 Janis Smits

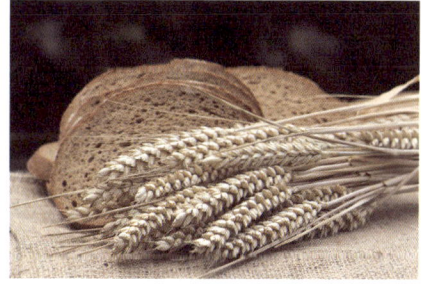

밀이삭과 빵 2010.7 Miradrozdowski

술 먹을 때 면은 금물

밀은 피부를 틀어막아 열이 빠져나가지 못하게 하므로 풍을 동하게 할 수 있다. 『동의보감』에서는 '술 먹을 때 면을 먹지 말라'고 했다. 밀이 피부를 틀어막아 술독 푸는 것을 방해하기 때문이다. 일반적으로 열병, 피부병, 체했을 때는 면 종류를 피해야 한다.

자연은 생존하기 위해 그 환경을 극복하거나 적응하려고 한다. 따라서 그 환경에 잘 적응하지 못하는 사람은 그런 생물을 먹음으로써 환경에 쉽게 적응할 수 있다. 태국에 살면 안남미를 먹어야 하고, 모스크바에 살면 밀을 먹어야 한다. 이것이 바로 신토불이이다.

그런데 이것을 역으로 이용할 수도 있다. 태국에 사는 사람이 냉병에 걸렸거나 너무 말랐다면 밀을 먹고, 모스크바에 사는 사람이 다이어트를 하려면 안남미를 먹는 방식이다.

동의보감 따라잡기

밀가루는 원래 찬 음식이 아니다

밀가루 음식을 먹으면 소화가 안 된다는 사람들이 많다. 그래서 밀가루 음식은 차다고 생각하는 것이다. 그런데 『동의보감』에서는 밀가루 음식이 따뜻하다고 한다. 왜 이런 차이가 생기는 걸까? 밀을 먹은 지 얼마 안 되는 우리나라 사람들에게 글루텐 분해 효소가 없기 때문일까? 그 이유만은 아닐 것이다.

우리나라는 밀을 대부분 수입에 의존하고 있다. 유통 과정에서 변질을 막기 위해 예전에는 방부제 처리를 했고, 요즘엔 냉장 처리하고 있다. 위는 음식을 삭혀서 소화시키는 기관인데, 방부제나 냉장 처리는 위의 이런 기능을 방해한다. 그래서 밀가루 음식이 소화가 안 되는 것이다.

유럽이나 북미, 중국 서부 등 밀을 많이 생산하고 주식으로 먹는 곳에서는 이런 부작용이 적다. 냉동했다 해동한 밥과 새로 지은 밥이 맛과 기운에서 다른 것과 같은 이치다. 하나의 음식엔 그것이 요리되는 과정의 기억, 요리하는 사람의 마음까지도 다 담겨 있다.

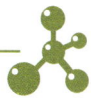

2
좋은 쌀은 병도 고친다

한국인이라면 대부분 하루 세끼 쌀밥을 먹을 것이다. 그 어떤 맛있는 음식도 몇 번 연속해서 먹으면 물릴 텐데, 신기하게도 밥은 매일 먹어도 질리지 않는다. 그러니 내 몸에 맞는 좋은 쌀을 먹는다면 병도 고칠 수 있고 건강을 지키는데 도움을 받을 수 있을 것이다. 마치 이슬에 옷이 젖듯….

윤기가 흐르는 고랭지 쌀

고랭지는 평균 기온이 낮고 일교차가 크다. 그리고 바람이 강하고 냉해가 잦다. 고랭지 쌀은 이런 환경에서 살아남기 위해 잎이 두터워지고 생육기간이 짧아지며, 소나무가 송진을 머금듯 기름을 많이 머금게 된다. 그러므로 차지고 밥맛이 좋다.

고랭지 쌀의 효능을 『동의보감』 방식으로 해석하자면, 밀이 그렇듯 사람을 단단하게 하고 크게 하며, 추위를 잘 이기게 한다. 따라서 몸이 차가운 사람, 마른 사람에게 적합하다고 할 수 있다.

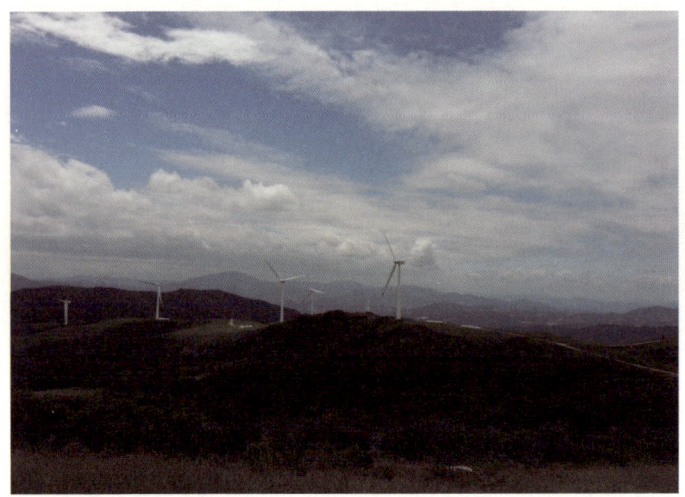

고랭지 풍경 2014.7 대관령 이영은

미네랄이 풍부한 간척지 쌀

간척지란 바다를 메워 만든 땅으로 서해안의 서산, 군산, 김제, 그리고 해남에서 많이 볼 수 있다. 원래 바다였던 땅이므로 처음에는 땅의 염도가 높아 퉁퉁마디, 칠면초 등 염생식물만 살아남고, 일반 곡물은 말라죽어 버린다. 점차 염도가 낮아지면서 벼를 재배할 수 있게 된다. 물론 그렇다 할지라도 내륙보다는 염도가 높다.

간척지 벼는 염분의 피해를 줄이기 위해 염생식물처럼 자신의 몸속 염도를 높인다. 이 과정에서 미네랄과 무기질이 풍부해진다. 간척지는 해풍을 직접 맞는 곳이다. 간척지 쌀은 짠 해풍에 버티기 위해 고랭지 쌀처럼 차지게 된다. 이를 먹으면 뼈가 단단해지고 콩팥 기능이 개선되며, 중풍과 기관지 병증이 완화된다.

> ## 아는 것이 약이다
>
> ### 장수마을과 쌀
>
> 전 세계의 장수 마을은 고산과 해안에 존재한다. 고산 지역과 해안 지역에 사는 사람들은 정혈, 그러니까 정액(精), 기운(氣), 정신(神), 피(血)를 잃지 않으려고 피부와 온몸이 단단해지므로 장수할 수 있다. 고랭지와 간척지의 쌀 역시 자신의 엑기스를 잘 수렴하므로 사람이 먹게 되면 정혈을 수렴하는 기능을 한다.

기능성 쌀

최근 들어 기능성 쌀에 대한 관심이 높아지고 있다. 우선 어린이 성장발육을 도와준다는 '하이아미'와 '영안'이 있다. '삼광'과 '큰눈'은 성인병을 막아준다. '삼광'은 병해에 강해 발아현미용으로 적합하며, '큰눈'은 배아(쌀눈)가 일반 쌀보다 3배 정도 커 발아현미로 가공하면 신경안정물질인 가바(GABA) 함량이 9배 정도 높아진다.

노화 억제 효과가 있어 어르신용으로 권장되는 쌀도 있다. '흑광', '흑진주', '건강홍미'가 그것으로 안토시아닌, 식이섬유, 항산화 성분 함량이 높다.[16]

지금까지 나온 것보다 더 다양한 기능성 쌀이 개발될 수 있다.

한의학적으로 생각해보면 몸을 데우는 쌀, 몸을 식히는 쌀, 습을 말려주는 쌀, 진액을 보충해 주는 쌀 등등이다. 더 구제적일 수도 있다. 반 지하 생활을 하는 사람에게 맞는 쌀, 중풍 예방 쌀, 눈에 좋은 쌀, 머리를 맑게 하는 쌀, 야간 노동자에게 좋은 쌀, 임신부에게 좋은 쌀 등등….

재배하는 토양, 시기, 방법을 조절하면 벼가 특정 환경에서 살아남는 힘을 키울 수 있다. 그렇게 만들어진 쌀을 먹게 되면 몸속에서도 똑같은 효능이 발휘되는 것이다.

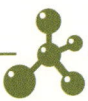

3
백미, 현미, 발아현미 삼형제

백미, 현미, 발아현미의 차이는 무엇일까? 벼가 쌀이 되는 과정의 차이다.

벼를 도정하는 과정에서 벼의 겉껍질만 벗겨 낸 쌀이 현미(玄米), 속껍질까지 다 벗기고 씨눈이 떨어져 나간 쌀이 백미(白米)다. 발아현미는 씨눈이 붙어 있는 현미가 싹이 나도록 발아시킨 것이다. 결국 백미와 현미는 속껍질과 씨눈이 있느냐 없느냐의 차이

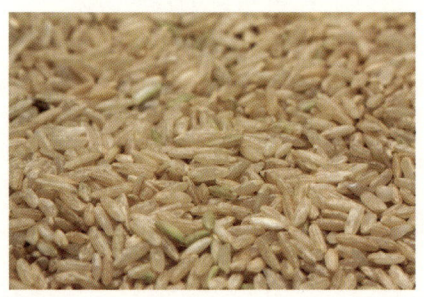

현미 Scott Harms

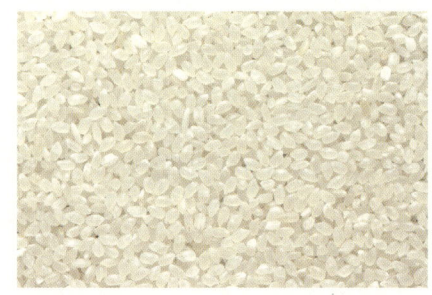

백미 Suppakij1017

다. 그렇다면 곡물의 속껍질과 씨눈이 어떤 효능을 가지고 있는지 알아보아야 한다.

곡물의 껍질은 청소부

소나무 껍질에 상처가 나면 송진이 새어 나온다. 사람은 피부가 손상되면 피를 흘리고 림프액이 새나간다. 껍질에 상처가 난다는 것은 세균과 병균이 침입하기 쉬워진다는 뜻이다. 껍질의 역할은 외부의 독소, 세균, 빗물 등의 침입은 막으면서 내부의 진액과 혈액을 새나가지 않도록 갈무리하는 것이다.

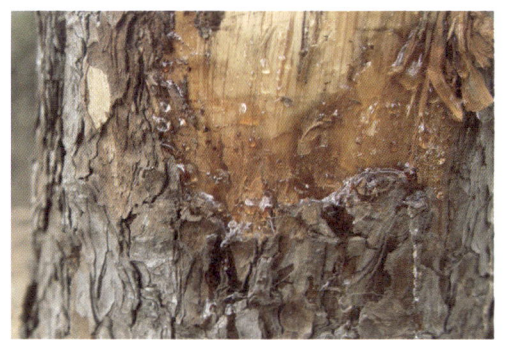 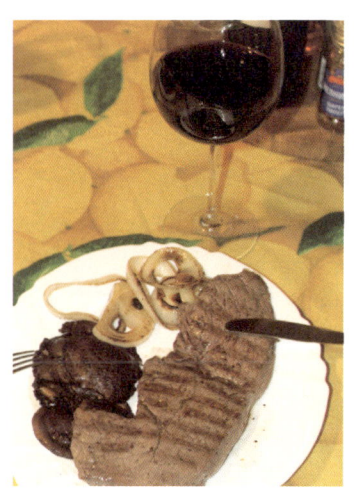

소나무 상처와 송진(왼쪽) 2010.2 순천만
껍질째 만든 적포도주(오른쪽) 2009.2 Daniel Panev

◉ 껍질은 껍질에 작용한다

『방약합편』에 따르면 약용 부위가 껍질(皮)인 약재는 인체의 껍질(皮)에 작용한다. 인체의 껍질(皮)엔 3가지가 있는데 위장관, 혈관, 피부이다.

현미의 속껍질은 위장관의 연동운동을 촉진해 장내 노폐물과 유해 물질을 제거하고 변비를 치료한다. 혈관에 작용해서 혈액을 정화하고 동맥경화를 막아주며, 피부에 작용해서 피부 호흡을 원활히 해주고 면역력을 높여준다.

● 다이어트와 해독에 좋은 통곡물(wholegrain)

사과 껍질은 사과 속살의 영양분이 과잉으로 급속히 쌓이는 것을 막아 주고, 현미의 속껍질은 쌀알의 영양분이 과잉으로 급속히 흡수되는 것을 막아 준다. 현미가 백미보다, 통밀 빵이 흰 빵보다 혈당지수(GI)가 낮은 까닭이다. 따라서 현미는 당뇨 환자에게 좋다.

요즘 전 세계적으로 도정하지 않은 통곡(wholegrain)이 인기다. 영양보다 청소, 정화, 배설이 더 중요해진 시대가 온 것이다. 통곡물의 껍질은 몸의 찌꺼기를 청소하고 과잉 영양분을 배설하는 기능을 한다.

아는 것이 약이다

화이트와인과 백삼白蔘은 가짜?

프렌치 패러독스란 말이 있다. 고기와 술을 즐겨 먹는 프랑스 사람들의 심혈관계 질환이 기타 유럽 국가들에 비해 현저히 낮았기 때문이다. 그리고 그 원인으로 와인이 지목됐다. 와인 속에 들어 있는 레스베라트롤(resveratrol)이란 성분은 포도 껍질과 씨, 땅콩 껍질과 새싹, 베리류의 껍질과 씨에 들어 있다. 와인이 무슨 마법을 부린 것이 아니라 다른 과일의 껍질에도 동일 성분이 들어 있다는 것이다. 다만 와인을 대상으로 연구가 진행된 것뿐이다. 껍질류는 이렇게 위장, 혈관을 청소하는 특성이 있다.

그런데 여기서 염두에 두어야 할 것은 껍질을 벗기고 만드는 화이트와인은 예외라는 사실이다.

인삼에 있어서도 껍질은 중요하다. 인삼을 껍질째 말리면(皮人蔘) 진액이 보존되므로 끝맛이 달고 젤리처럼 쫄깃하다. 이러한 단맛이 원기를 보충해준다. 그런데 껍질을 벗기고 말린 인삼, 즉 백삼(白蔘)은 끝맛이 쓰고 돌처럼 딱딱하다.

껍질째 말린 인삼은 말린 지 6개월이 지나서도 뿌리에서 싹이 트는 경우가 있다. 즉 살아 있다는 얘기다. 껍질을 벗겨 말린 인삼은 절대 그런 일이 일어나지 않는다. 모든 약재는 껍질이 있어야 약효가 제대로 보존된다.

혈당지수를 낮추는 현미 씨눈

백미에는 없지만 현미에는 있는 것이 씨눈, 즉 싹이다. 씨눈은 씨앗 껍질과 땅을 뚫고 나와 공기와 접촉해야 살아남는다. 따라서 막힌 것을 뚫는 효능이 강하다. 그래서 씨눈이 없는 백미는 위장에서 정체되는 시간이 길지만, 현미는 씨눈이 소화를 돕기 때문에 위장관을 빨리 이동한다.

현미가 당뇨에 좋은 또 다른 이유다. 백미는 위장에 오래 머물면서 한꺼번에 흡수되기 때문에 혈당이 갑자기 높아진다. 인체는 이에 반응해서 인슐린을 대량 분비하고, 이후 저혈당에 빠지게 된다. 현미는 위장에 오래 머물지 않으므로 완만하게 흡수된다. 그러므로 혈당이 고르게 유지되어, 인슐린 과분비와 저혈당 증상을 덜 겪게 된다. 발아현미는 이미 싹을 틔운 것이므로 소화시키는 힘이 현미보다 강하다.

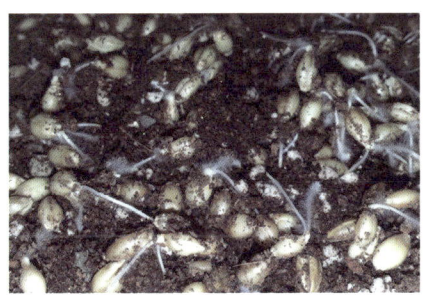

보리 발아 1일째 2014.1 서울

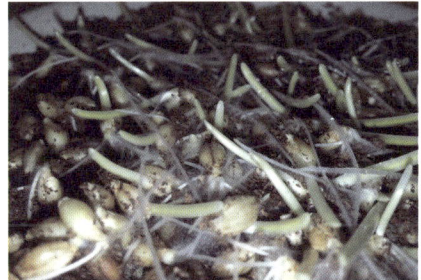

보리 발아 3일째 2014.1 서울

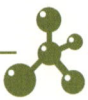

4
소화된 밥, 죽

감기에 걸리거나 배탈이 나거나 큰 병을 앓고 난 다음에는 입맛이 없거나 소화가 잘 안 된다. 위장의 소화 기능이 약해진 것이다. 그럴 때 먹는 것이 죽이다. 죽은 이미 소화된 밥이라 할 수 있다. 죽이 식도를 거쳐 위로 들어가도 위가 할 일은 별로 없다. 금세 십이지장으로 내려간다. 죽은 위에 부담을 주지 않으면서 곡기를 공급해주는 음식

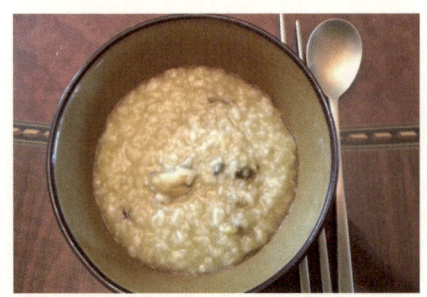

전복죽 2014.9 부산 김영선

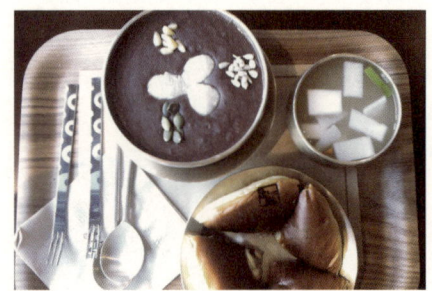

팥죽 2014.9 곡성 고화선

이다. 병후에 먹는 사골국과 곰탕의 경우, 고기를 소화가 잘 되는 죽의 형태로 만들었다고 볼 수 있다.

정(精)을 채워주고 눈을 밝게 해준다

죽은 뇌수, 안구, 오장의 정액을 보충해 주는 효과가 있다.

뇌수를 채운다는 것은 장수에 좋다는 말이 된다. 『동의보감』에서는 '노인에게는 죽이 좋다. 새벽에 일어나 죽을 먹으면 가슴이 뚫리고 위장을 보양하며, 진액이 생겨나고 하루 종일 기분이 상쾌하며, 보하는 힘이 적지 않다. 만생종 멥쌀로 진하게 푹 쑤어 먹는 것이 좋다"고 말하고 있다. 허약한 사람들에겐 이 외에도 연자육죽이나 잣죽, 우유죽 등이 좋다.

죽은 뇌수를 채워주므로 총명(聰明)하게 해준다. 총명이란 말 자체가 눈과 귀를 밝게 해준다는 뜻을 갖고 있으므로 눈에도 좋다. 개고기나 사슴고기 등 길짐승의 고기를 죽으로 쑤어 먹으면 실제 정액을 보충해주고 몸도 따뜻하게 데워 주는 효과가 있다.

아는 것이 약이다

밤늦게 공부하는 학생들을 위한 죽 메뉴

요즘 학생들은 밥을 제때 잘 챙겨먹지 못하거니 야식을 많이 한다. 그로 인해 깊은 잠을 못 자고 아침에 못 일어나거나 배탈, 설사를 하기도 한다. 그렇다고 늦은 밤까지 굶으면서 공부할 수는 없다. 이럴 경우 야식으로는 죽이 좋다.

팥죽은 심장의 구멍을 열어 총명하게 해주고, 연자육죽은 시험으로 인한 긴장과 불안을 진정시켜 준다. 한의학에서는 눈을 뇌의 창문이라고 한다. 그래서 눈에 좋은 음식도 죽의 형태로 먹는 것이 좋다. 대표적인 것이 지황죽(地黃粥)이다. 지황이란 약재를 쪄서 말린 것이 그 유명한 숙지황이다.

설사와 변비에 다 좋은 죽

죽은 물도 아니고 밥도 아니다. 그 중간이기 때문에 묘한 효과를 나타낸다. 즉 화학에서 말하는 완충제(buffer) 효과다. 변비 증상에는 끈적끈적한 죽이 진액을 공급해서 대변을 잘 보도록 도와주는 한편, 끈적끈적한 점성을 이용해 설사를 멎게도 하는 것이다. 특히 설사를 멎게 할 때는 찹쌀죽이 좋다. 『동의보감』은 노인 변비에 차조기 씨앗과 대마 씨앗을 갈아서 만든 소마죽(蘇麻粥), 도인과 잣과 욱리인을 갈아서 만든 삼인죽(三仁粥)을 추천하고 있다.

열이 많이 나는 사람에겐 차가운 성질의 녹두를 이용한 녹두죽이 좋고, 피부가 건조하고 마른 사람에겐 끈끈한 점성을 가진 마죽이 좋다. 반대로 몸에 습기가 많은 사람에겐 팥죽이나 율무죽이 추천된다.

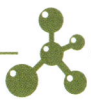

5
겨울엔 떡, 여름엔 미숫가루

식재료가 똑같다고 같은 효능을 발휘하는 것은 아니다.

한의원에 가면 같은 약재를 어떤 때는 탕약으로 처방하고, 어떤 때는 환약, 어떤 때는 경옥고 같은 고약, 어떤 때는 가루약으로 처방하는 것을 볼 수 있다. 재료와 성분이 같으니 탕약으로 먹으나 환약으로 먹으나 똑같으려니 생각할 수 있다. 이것은 현대 과학의 큰 오류라 할 수 있다.

단언컨대 성분이 같다고 약효가 같지 않다. 동일한 11명의 축구선수들로 포지션 배치를 어떻게 하느냐에 따라 역량이 달라지는 것과 마찬가지다. 형태가 다르면 효능도 달라진다.

한국인의 주식은 쌀이다. 그런데 쌀로 밥만 해먹는 것은 아니다. 앞서 설명한 죽은 물론이고 떡, 미숫가루, 숭늉의 형태로도 먹는다. 각 형태에 따라 효능이 어떻게 달라지는지 알아보자.

설날에 떡국을 먹는 이유

우리 조상들은 가을에 송편을 먹고, 동지에 새알이 들어간 팥죽을 먹고, 설날엔 떡국과 두텁떡을 해먹었다. 모두 추운 계절이다. "메밀묵 사려! 찹쌀떡!"이라는 행상의 소리가 들려오는 것도 추운 겨울이다. 긴긴 겨울밤에 입이 심심해서 떡을 해먹었을까? 그랬을 수도 있지만 여기엔 다른 이유가 숨어있다.

떡이란 쌀을 가장 차지게 만든 음식이다. 차진 것은 주리와 피부를 단단하게 틀어막아주고 피부를 단단하게 해주므로 겨울 추위를 이기게 해준다. 한마디로 쌀에 뭉치게 하는 힘(vector)이 추가된 것이 떡이다.

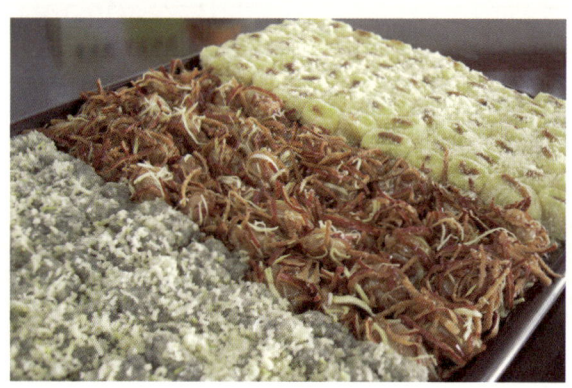

다양한 떡 2008.6 윤옥희

여름에 미숫가루를 먹는 이유

한의학에서 가루약을 산제(散劑)라고 하는데, 한자의 뜻 그대로 흩어주는 효과가 강하다. 따라서 체했을 때, 소변이 잘 안 나갈 때, 열이 뭉쳤을 때, 찬 기운이 뭉쳤을 때는 탕약, 환약보다 가루약 형태로 복용하는 것이 좋다.

콩, 보리, 율무, 현미 등의 곡류를 가루 낸 것이 미숫가루다. 여름철에 얼음을 동동 띄운 미숫가루 한 사발을 들이키면 가슴까지 시원해졌던 기억이 있을 것이다. 미숫가루는 그 형태의 특성상 뭉친 열을 흩어준다.

숭늉은 천연 소화제

예전에는 식후에 디저트로 숭늉을 마셨다. 밥을 살짝 태워 만든 누룽지는 바삭바삭하면서 고소한 냄새가 난다. 한의학에서는 이런 약물의 효능을 방향화습(芳香化濕)이라고 한다. 즉 향기로 비위의 습을 말려서 소화가 잘 되게 한다는 말이다. 누룽지의 약한 쓴맛도 소화가 잘 되도록 돕는다.

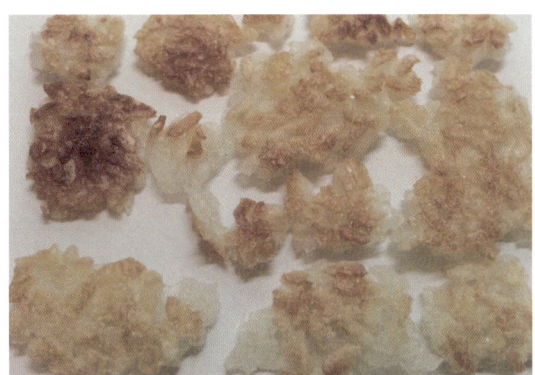

누룽지 2014.11 서울

아는 것이 약이다

회 먹은 후엔 매운탕, 밥 먹은 후엔 숭늉

생선회를 먹은 후엔 항상 매운탕을 먹는다. 오랫동안 많은 사람들이 유지해온 음식의 전통에는 다 이유가 있다. 한의학에서는 자신의 뼈가 자신의 살을 소화시킨다고 한다. 물고기의 머리와 뼈를 달인 매운탕이 물고기 살의 소화를 돕는다는 의미다.

밥을 먹고 난 후에, 그 밥을 살짝 태운 누룽지로 숭늉을 끓여 먹는 것도 똑 같은 이치다. 딱딱한 형태의 쌀(누룽지)이 부드러운 형태의 쌀(밥)을 소화시키는 것이다.

The secret of vital food

Chapter 09

모든 답은 자연 속에 있다

생태치료, 생태기능식품, 우리나라의 특별한 생태 이야기

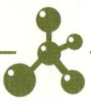

1
생태가 내 몸을 치료한다

우리는 살아가기 위해 필연적으로 환경과 영향을 주고받는다.

환경이라 함은 인간이 만든 인공적 환경과 자연의 생태 환경을 모두 포함한다. 2000년 영국 글래스고에서 있었던 일이다. 가로등을 푸른색으로 바꾸자 뜻밖에도 범죄율이 현저하게 감소한 것이다. 푸른색이 마음을 진정시키고 충동을 억제하는 효과를 가지고 있기 때문이다.

환경에 따라 시간관념조차 달라진다. 붉은 조명 아래 있으면 실제 시간보다 긴 시간이 흐른 것처럼 느끼고, 푸른 조명 아래 있으면 반대의 효과가 나타난다. 그래서 회전율이 높아야 하는 패스트푸드점에서는 붉은색을 많이 쓰고, 회의장이나 강의실에는 푸른색을 많이 쓴다.

인공적 환경이 이 정도의 효과라면 생태 환경은 얼마나 강력한 효과를 발휘할지 미루어 짐작할 수 있다. 이런 생태환경을 이용해 병을 치료하는 것이 생태 치료다.

그곳에 가면 병이 사라지는 이유

비슷한 환경에서 사는 생물들은 살아남기 위해 비슷한 노력을 한다. 고산에 사는 식물들은 살아남기 위해 산소를 많이 빨아들인다. 그래서 항암 약초가 고산에 많은 것이다. 고산지대에 사는 사람 역시 폐활량이 크다.

시베리아, 스칸디나비아 등 추운 곳에서 사는 동식물들은 덩치를 키우거나 기름을 머금어 체온을 유지하려고 노력한다. 그곳에 사는 사람들 역시 덩치가 크고 살이 찐다. 사람의 몸도 이렇게 환경에 따라 변한다. 생태환경에 적응하는 과정이 치료 과정이 되는 것이다. 자신의 병증, 체질에 맞는 곳에서 사는 것이 가장 이상적인 치료다.

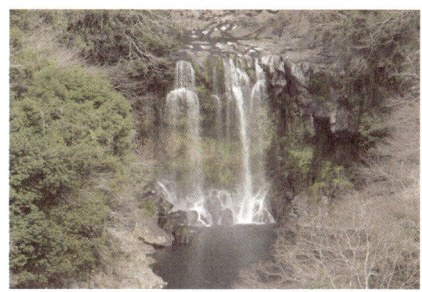
천제연폭포 2013.3 제주도

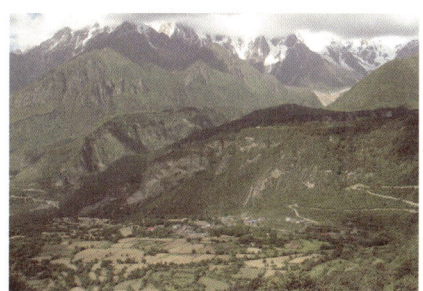
고산 마을 2006.8 티베트

● 폭포에만 가면 천식 증상이 사라지는 학생

알레르기 천식으로 고생하던 학생 한 명은 그 어떤 치료로도 효과를 보지 못했는데, 이상하게도 설악산 비룡폭포에만 가면 천식 증상이 사라진다고 한다. 아마 폭포의 음이온 효과 때문일 것이다.

큰 폭포는 강력한 힘으로 아래로 누르는 효과가 있다. 『동의보감 물』에서 말하는 급류수(急流水)에 해당하는데, 이는 위로 뜬 열을 끌어내리고 대소변을 잘 통하게 한다. 천식이란 위로 치받는 기운을 폐가 억누르지 못해서 생긴다. 폭포수의 내려누르는 힘이 치받는 기운을 억눌러주니 천식이 호전된 것이다. 절벽이나 폭포 인근에 자생하는 풀은 이런 증상을 잘 치료한다.

◉ 아토피가 사라진 사람들

우리나라에서 아토피로 고생하다가 캘리포니아나 케냐, 사막 등지로 이주하면 완전히 낫는 경우가 많다. 습이 많은 곳에서 악화되던 아토피가 건조한 곳에서 사라진 것이다. 몸에 습이 많은 사람은 고산이나 사막 등 건조한 곳에 가면 몸이 가벼워지고 병이 호전된다. 고산에 장수마을이 많은 것도 같은 이유 때문이다. 호흡기에 문제가 있는 사람, 종양이 있는 사람이라면 적당한 고산에 가야 한다. 공기가 부족한 상황에 적응하기 위해 폐활량이 늘어나면서 자연스럽게 복식호흡이 이루어진다. 그리고 각 세포마다 산소 공급이 원활해진다. 물론 어느 정도 기력이 있어야 가능한 일이다.

식물이 집의 생태를 바꾼다

자신의 병증, 체질에 적합한 곳에 사는 것이 가장 이상적인 치료다. 그 곳 생태에 적응하는 과정에서, 공기와 물, 토양이 병을 낫게 해 주는 것이다. 하지만 현실적으로 쉬운 일이 아니다. 아토피가 있다고 무조건 이민을 갈 수도 없다. 그렇다면 내게 필요한 생태환경에 적응한 동식물과 함께 사는 것이 좋다. 이것이 차선책이다.

이런 동식물들은 살아남기 위해 그들에게 적합한 생태를 재현하려고 노력한다. 사람 역시 집안의 동식물을 살리기 위해 생태환경 재현에 협조할 것이다. 둘의 노력이 합쳐지면 원하던 생태환경이 집에서 재현된다.

◉ 아토피 환자에게 좋은 다육식물과 산세베리아

습진이나 습성 아토피 환자라면 건조한 사막환경에서 살아남는 다육식물, 선인장을 키우는 것이 좋다. 또한 밤에 음이온을 배출하는 산세베리아도 아주 좋다. 산세베리아나 선인장은 덥고 건조한 환경에서 살아가기 위해 낮에는 기공을 닫아 물의 증발을 최소화하고, 밤이 되면 기공을 열어 산소와 음이온을 배출한다. 침실에 산세베리아를 놓으라는 이유가 여기에 있다.

집안이 너무 건조해 병이 들었다면 물에서 자라는 식물이 좋다. 이끼류, 부레옥잠, 부들, 개구리밥, 미나리, 연꽃 등이 그것이다. 그러면 집에 안개 낀 물가 생태가 재현될 것이다. 수원지가 오염되었다면 자리공이나 미치광이풀, 미나리 등을 심는 것이 좋다. 이들이 오염 물질을 필터링해서 맑은 물을 공급해준다.

◉ 나와 궁합이 맞는 식물

자신과 특별히 궁합이 맞는 식물이 있다. 그 화분이 있는 방에만 들어가면 마음이 푸근해지는 느낌을 갖게 된다. 식물이 사람에게 긍정적인 하나의 장(field)을 형성해주기 때문이다. 어떤 식물이 나와 맞을지 알고 싶다면 먼저 식물의 생태를 알아야 한다. 뚱뚱한 사람에게 맞는 식물, 마른 사람에게 맞는 식물, 열 많은 사람에게 맞는 식물, 몸이 차가운 사람에게 맞는 식물, 우울한 사람에게 맞는 식물이 따로 있다.

한의학에서는 인체 내부와 외부 환경을 모두 풍(風), 한(寒), 서(暑), 습(濕), 조(燥), 화(火)라는 6가지 상태로 분석한다. 자신의 인체 내부 상태를 한의학적으로 진단한 후에 그에 맞는 환경에 서식하는 식물을 고르면 된다.

아는 것이 약이다

키우는 것과 먹는 것은 극과 극!

식물을 키우는 것과 그 식물을 먹는 것은 효과가 다를 수 있다. 아니 반대인 경우가 더 많다. 사막에 사는 선인장, 알로에, 산세베리아 등 다육식물은 물을 머금어 사막의 건조함을 극복하려 하므로 인체 내에서 보습작용을 한다. 그러나 마황, 악마의 발톱처럼 사막에 동화되어 바싹 말라버리는 식물들은 인체의 불필요한 수분을 빼준다. 그런데 이 둘을 실내에서 키우면 둘 다 공기를 건조하게 해준다.

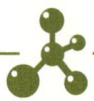

2
백두산에 당근을 심는다면

반복해 얘기하지만 종이 같다고 효능이 같은 것은 아니다.

같은 부모에게서 태어났다 하더라도 후천적 생태환경이 달라지면 다른 능력과 다른 개성이 발현된다. 논에서 키운 미나리와 우포늪에서 자란 미나리가 같을 수는 없지 않은가? 우포늪의 미나리는 6,000년 동안의 자연 변화에 적응하며 생존해온 기억을 품고 있다. 또한 늪이란 자연의 하수종말처리장 같은 역할을 하므로, 더러워진 물을 정화하는 능력을 갖고 있다. 우포늪의 미나리는 논에서 키운 미나리와 달리 혈액 정화 및 콩팥 기능 개선에 도움이 될 것이 확실하다. 그것이 자연의 법칙이다.

그런데 만약 이런 법칙을 이용해 농법을 달리하면 기능성이 뛰어난 식품과 약재를 만들 수 있지 않을까란 생각을 할 수 있다. 이런 발상을 기초로 생태기능농법, 생태기능식품이란 새로운 분야도 개발될 수 있다.

생태가 달라지면 약효가 달라진다

자라는 생태에 따라 다른 기능을 갖게 된 식품을 생태기능식품이라고 한다.

우연히 당근 씨 하나가 백두산 근처에 떨어졌다고 해보자. 그 당근은 양평의 남한강 근처 밭에서 자라는 당근과는 비교할 수 없는 극한환경에서 자라게 될 것이다. 고산의 저산소 환경, 극심한 일교차와 연교차, 강한 바람에서 살아남아야 한다. 만약 살아남았다면 이런 노력들은 고스란히 항암 기능과 중풍 치료 효능으로 나타날 것이다.

산 남쪽 능선에서 자라는 소나무를 산 북쪽 계곡에 심으면 잘 자라지 못한다. 하지만 살아남은 종들은 효능이 달라진다. 인산의학의 유황농법도 마찬가지다. 과수원에 유황을 뿌리면 과일나무들은 살아남기 위해 필사의 노력을 하는데, 이런 노력은 당도를 높이고 해독력을 좋게 한다.

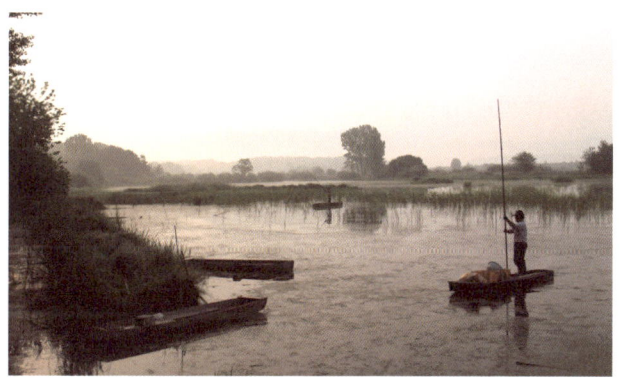

우포늪 2012.5 창녕 최창일

내 몸에 맞는 생태기능 쌀

우리의 주식인 쌀 역시 내 몸에 맞는 생태에서 재배된 것이 좋다. 습이 많아 몸이 무거운 사람이라면 물에서 자라 습을 잘 제거해주는 힘을 갖고 있는 쌀이 좋다. 피부가 약하고 몸이 차가운 사람, 마른 사람이라면 추운 곳의 쌀이 좋다. 뼈가 약하거나 성장기 아동이라면 간척지에서 키운 쌀이 좋다. 중풍 환자라면 늘 바람에 노출되어 급격한 변화에 적응하는 힘이 강한 고랭지 쌀이 적합하다.

이렇게 생태를 통해 열 많은 사람에게 맞는 쌀, 불면증 환자에게 맞는 쌀, 뚱뚱한 당뇨 환자에게 맞는 쌀, 마른 당뇨 환자에게 맞는 쌀 등을 개발해낼 수 있을 것이다.

한약 못지않은 생태기능식품의 효과

귤이 회수를 건너면 탱자가 된다는 속담이 있다. 한 번 먹었을 때는 효능이 나타나지 않더라도 매일 먹으면 이슬에 옷 젖듯이 효과는 더 강하게 더 근본적으로 나타난다.

내 몸에 진액이 부족하다면 진액을 보충하려는 생태기능식품을 먹어야 한다. 사막에 살면서 물을 악착같이 보존하려고 하는 선인장, 알로에 등이다. 퉁퉁마디, 칠면초 등 염생식물도 짠 바닷물에 물을 빼앗기지 않으려는 힘이 있기 때문에 진액을 보충하는데 좋다. 나무의 진액에 해당하는 고로쇠수액도 좋다.

몸의 내부 상태를 가장 강하게 변화시키는 것이 한약이다. 하지만 동시에 약선이라는 개념도 있다. 자신의 체질과 병증에 맞는 좋은 식품을 꾸준히 먹는다면 한약 못지않은 효과를 발휘한다. 만약 과음했다면 몸 안의 술독을 빼내야 한다. 즉 물을 빼내려는 바닷가 생태, 습지 생태를 내 몸속에 재현해야 한다. 생선매운탕, 미역국, 조개탕 등 해산물로 해장을 하고, 오리나무 수피, 헛개나무 열매 등 습지 식물을 달여 먹는 것이 그런 이유 때문이다.

3
우리나라 약재의 효능이 좋은 이유

예로부터 우리나라 약재를 상품으로 쳤고, 우리나라에서 나는 먹거리들이 맛있기로 유명하다. 왜 그런지 궁금하지 않은가? 한반도는 『주역』에서 동북 간방(艮方), 즉 산에 해당된다. 산이 좋아 물도 좋고 약재의 효능도 좋은 것이다. 후세의 본초 관련 책들의 기본이 된 『신농본초경집주(神農本草經集註)』에 고려(고구려), 신라, 백제라는 지명이 자주 등장하는 것도 이 때문이다.

악착같이 살아남아야 하는 극한환경

한반도의 동식물들은 비슷한 위도의 해안도시들과 비교해 험난한 환경에서 살아가야 한다. 비슷한 위도에 위치한 중강진과 로마, 그리고 서울과 샌프란시스코를 비교해보자. 중강진의 1월 평균 기온은 -20.8℃, 로마는 7℃이다. 무려 27.8℃나 차이가 난다. 서울의 1월 평균 기온은 -3.5℃, 샌프란시스코는 10.1℃다. 어디서 사는 생물들이 더 힘들게 살지는 말 안 해도 알 수 있다.

한랭건조한 겨울 추위는 우리나라가 편서풍 지대인 유라시아 대륙의 거의 동쪽 끝에 자리 잡고 있어 이른바 대륙성 기후의 영향을 강하게 받기 때문이다. 혹독한 겨울 추위에 못지않게 여름은 다른 비교 도시들에 비해 대체로 더 무덥다. 사계절이 모두 존재하는 온대 기후이면서 대륙성 기후와 해양성 기후가 만나는 반도라는 점에서 한반도는 독특한 생태환경을 나타낸다.

한반도 지명	위도	1월 평균 기온	다른 나라 지명	위도	1월 평균 기온
중강진	41도 47분	-20.8℃	로마	41도 54분	7℃
신의주	40도 06분	-9.3℃	뉴욕	40도 42분	0.5℃
평양	39도 01분	-8.1℃	천진	39도 09분	-4.5℃
서울	37도 34분	-3.5℃	샌프란시스코	37도 37분	10.1℃
부산	35도 06분	2.2℃	LA	35도 03분	12.8℃
제주	33도 31분	5.2℃	바그다드	33도 20분	9.3℃

1월 평균 기온 비교(한반도 vs 비슷한 위도의 해안 도시)

● 경쟁이 강한 생명력을 만든다

동해안에서 활어를 차에 싣고 서울에 도착할 때쯤이면 많은 활어들이 죽어버린다고 한다. 그런데 여기에 천적 1마리만 넣어 두면 대부분 살아서 도착한다. 살아남으려는 노력, 경쟁은 생명력을 강하게 해준다.

한반도에는 다양한 생물이 자란다. 한반도는 대륙성기후와 해양성기후가 만나는 반도이며, 사계절이 모두 존재하는 온대지방이다. 그리고 빙하기에서 해빙기로 넘어가면서 살아남은 식물들(눈잣나무 등)의 남방한계선도 설악산 등 한반도 권역이다. 경계와 경계가 만나는 곳이기에 극단적이고 변화무쌍한 환경이 펼쳐진다. 태풍과 장마도 그중 하나다.

이런 환경에서 살아남기 위해 생물들은 각자 다양한 전략을 개발했다. 그 결과 우리나라의 생물종 수는 국토 면적에 비해 상당히 풍부하다. 서로 치고 박고 싸우면서 살아남은 것이다. 우리나라 사람들이 그렇듯이.

● 우리나라 단풍이 아름다운 처절한 이유

단풍은 사계절이 분명할수록, 일교차가 클수록 아름답다. 북반구에서 가을 단풍이 유명한 곳은 크게 세 지역이 있는데 우리나라와 일본을 포함하는 동북아시아 일대, 오대호의 동쪽 끝 세인트로렌스 만에서 남쪽 플로리다까지 이어지는 북미 동북부, 그리고 이베리아 반도를 중심으로 하는 유럽 남반부 지역이다.

동북아와 북미 동북부는 편서풍 지역으로 각자 대륙의 동쪽 끝에 위치하고 있다. 서쪽에서 바다 수분을 머금은 공기가 대륙을 관통하면서 수분이 말라버린다. 그래서 대륙 동쪽은 가을에 건조한 날씨가 이어진다. 건조하면 일교차가 심해지고, 따라서 단풍이 아름다워진다.

유럽 남반부 중에서도 건조한 고원지대가 많은 스페인과 포르투갈은 가을 일교차가 심해 단풍이 아름답다. 일본보다는 우리나라의 가을이 건조하고 일교차가 커 단풍 빛깔이 훨씬 아름답다.[17] 한마디로 단풍의 아름다움이란 건조한 바람과 극심한 일교차를 잘 견뎌내었다고 나무들에게 주어진 훈장과도 같다.

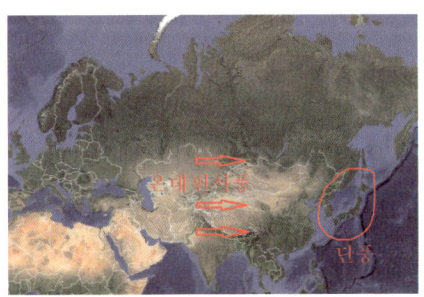

유라시아 대륙의 편서풍과 단풍

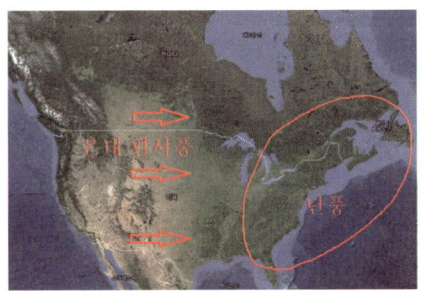

북미 대륙의 편서풍과 단풍

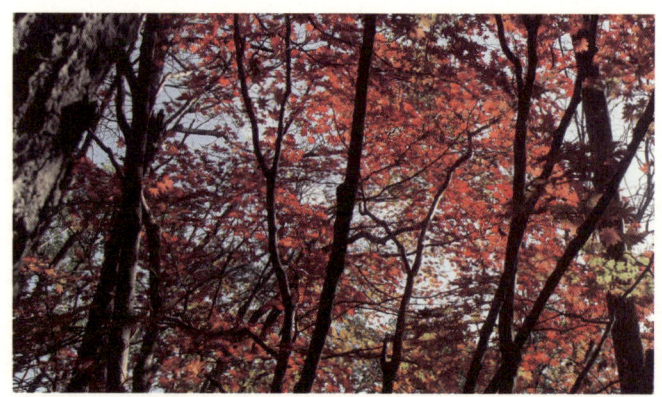

가을 단풍 2009.10 가칠봉

아는 것이 약이다

일교차가 큰 해는 뭐든지 맛있다

그해 가을의 날씨가 한해의 과일 맛을 좌우한다. 사과, 배, 감도 일교차가 클수록 당도가 높아진다. 봄에 채취하는 고로쇠 약수도 일교차가 큰 우리나라 약수를 최고로 친다. 일교차가 커야 수액의 양도 많아진다. 봄에 때 이른 여름 더위가 올 때가 있는데, 그럴 때는 고로쇠 채취량이 대폭 감소한다. 가을에 곶감을 말릴 때도 일교차가 커야 당도가 높아지고, 표면에 시분이 하얗게 피어 상품 곶감이 된다.

느슨하게 닫힌 순환 시스템

인산 선생은 죽염을 만들 때 꼭 서해안의 천일염을 써야 한다며 이렇게 말했다. "같은 물이라도 서해와 동해는 아주 달라요. 서해 연안엔 감로정이 많아. 강물이 천리를 내려올 적에 감로정의 기운이 따라 내려오거든."[18] 인산 선생의 말은 어떤 의미일까?

남한강, 북한강, 임진강의 마지막 출구는 강화도를 중심으로 한 서해다.

서해 바닷물은 태양열에 의해 증발하고, 이것이 구름이 되어 편서풍을 타고 와서 경기, 강원 영서, 충북 권역에 두루 비를 뿌리다가 백두대간에 막힌다. 이 빗물은 독특한 한반도 생태환경과 동식물을 거쳐 다시 서해로 흘러들어간다. 즉 서해 바다-구름-비-한반도의 생태-강-서해 바다로 순환이 이루어지는 것이다. 이것이 바로 느슨하게 닫힌 순환 시스템이다.

이런 순환과 반복의 과정 속에서 몸에 좋은 감로정이라는 성분이 바닷물 속에 농축된다는 것이다. 이에 반해 동해 바다는 완전히 개방되어 흘러가버리는 바다다.

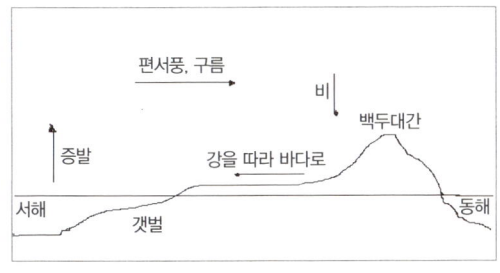

서해안과 한강 유역의 물 순환 시스템

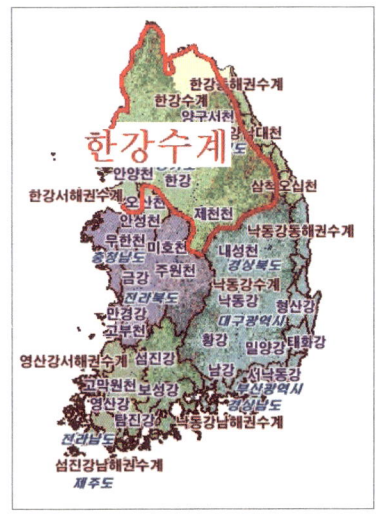

한강 수계

● 동쪽으로 뻗은 소나무 뿌리, 동송근東松根

인산 선생이 쓴『신약본초 전편』에 소나무 이야기가 나온다.
아침에 동쪽에서 해가 뜨면, 소나무 동쪽 가지에 맺힌 이슬은 가장 좋은 약성만을 흡수해 소나무 동쪽 뿌리의 황토에 떨어진다. 그러면 황토는 내내 습기를 머금고 있게 되고, 소나무 동쪽 뿌리는 이 습기를 다시 흡수하기에 예로부터 동쪽으로 뻗은 소나무 뿌리(東松根)에는 상당히 좋은 약성이 들어 있다고 했다.[19]

자연에서 자라는 소나무는 대부분 동남방으로만 가지를 뻗는다. 이렇게 동쪽으로 뻗은 가지와 뿌리 사이에는 미시적인 물 순환 시스템이 이루어지는데, 사방으로 가지를 낸 것보다 밀집된 순환 시스템을 이룬다. 소나무의 순환 역시 완전히 폐쇄된 것이 아니라 느슨하게 닫혀 있는데, 이 순환이 반복되면서 더 좋은 감로정이 만들어진다.

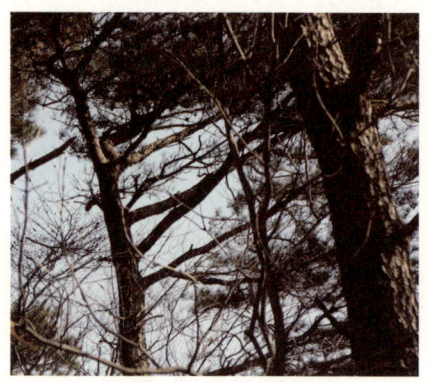
동남방으로 가지 낸 소나무 2009.2 백운산 정민호

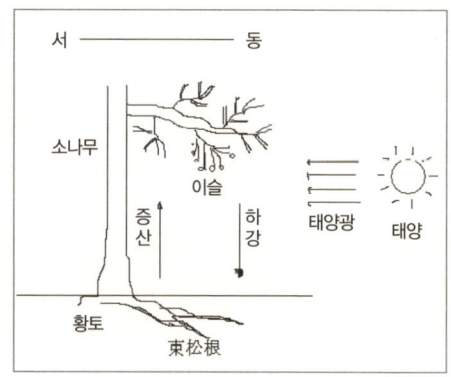
소나무와 황토의 물 순환 시스템

◉ 황토가 만들어낸 보물, 화씨벽和氏璧

『신약본초 전편』에는 '화씨벽(和氏璧)'에 대한 얘기도 나온다.

화씨벽은 진주조개가 진주를 품듯 오랜 시간 황토가 품어서 만든 보물이라고 한다. 흙 속에 물이 스며들면 다른 흙들은 물이 빨리 새버리지만, 황토나 백토는 물이 빨리 새지 않는다. 황토 안에 고인 물은 토(土)에 있는 정액이니 토정(土精)이라 할 수 있다. 이 토정(土精)이 몇 십 억 년의 시간을 거치면서 화씨벽(야광주)이 되는 것이다.

황토에 고인 물은 어떻게 썩지 않고 보물이 될 수 있었을까? 황토는 오늘날의 콘크리트와는 다르게 완전히 닫혀 있지 않기 때문이다. 느슨하게 닫힌 채 순환이 이루어져 생명력을 유지한 것이다.

고인 물에 수초 등 수생 식물을 넣으면 물이 썩지 않는다. 물과 식물 사이에 끊임없는 순환이 이루어지면서 더 이상 고인 물이라고 할 수 없기 때문이다. 대표적인 것이 늪지대다. 수천 년 동안 늪지대에 축적된 약성은 미래의 치료약 개발에 큰 힘이 될 것이다.

● 천년의 순환과 반복이 만들어내는 생명력

흐르는 물은 썩지 않고, 음식은 오래 씹으면 단맛이 난다. 순환은 생명력을 주고, 반복은 단맛을 만든다. 몸에 좋은 물은 느슨하게 닫힌 체계 안에서 오랫동안 순환을 반복하면서 생명력을 키운 물이다. 서해 갯벌은 한반도에 내린 빗물이 땅과 동식물과 바람과 태양을 거치면서 감로정을 끌고 서해로 흘러들어가기를 수천 년 반복하면서 만들어진 것이다.

탕약을 달일 때 약한 불로 오래 달이는 것 역시 마찬가지다. 증발되고, 이슬이 맺히고, 하강하는 순환을 반복하면서 약탕기 안에서 느슨하게 닫힌 순환 시스템을 재현하는 것이다. 이런 시스템으로 며칠 동안 달인 경옥고에서는 은은한 단맛이 나고 끝맛이 달다. 이를 담미(淡味)라고 하는데, 담미는 인체의 근본인 정액(精), 기운(氣), 정신(神), 피(血)를 보충한다.

김칫독을 땅에 파묻거나 과일주나 약주를 담는 것, 발효 역시 느슨하게 닫힌 순환 시스템을 이용해서 감로정을 합성한 것이라 할 수 있다. 가뭄이나 홍수에 관계없이, 수량이 일정한 약수가 좋은데 이 역시 느슨하게 닫힌 순환 시스템이 적용된 것이다.

유라시아 대륙의 끝 부분에 위치한 한반도의 위치적 특성과 느슨하게 닫힌 순환 시스템으로 인해, 우리나라 약재는 약효가 좋다. 이러한 특성을 극대화시킬 수 있는 다양한 식물과 약초 재배법이 개발되기를 바란다.

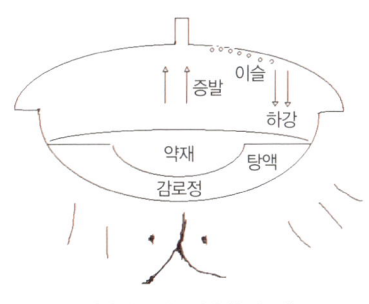

약탕기 내 감로정 순환 시스템

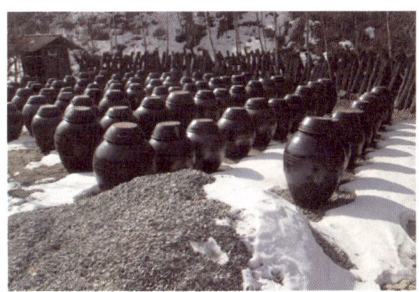

오미자 엑기스 숙성 2006.1 덕유산

◉ 참고자료

미주

1) 물은 답을 알고 있다 / 에모토 마사루 지음. 더난 출판, 2008; 14~15p

2) Alpine plant life : functional plant ecology of high mountain ecosystems / Christian Körner. Berlin ; New York : Springer-Verlag, 1999; 2p

3) 들풀에서 줍는 과학 / 김준민 지음. 서울 : 지성사, 2006; 118p

4) Plants at the margin : ecological limits and climate change / R.M.M. Crawford. Cambridge; New York : Cambridge University Press, 2008; 68~69p

5) 식물은 위대한 화학자 / 스티븐 해로드 뷔흐너 지음. 양문, 2013; 286p

6) Dousip, Amanda, et al. "Effect of seaweed mixture intake on plasma lipid and antioxidant profile of hyperholesterolaemic rats." Journal of Applied Phycology (2013): 1~10.

7) 바다음식을 먹으면 머리가 좋아진다 / 최진호 지음. 자유문학사, 1995; 72p

8) 죽염은 과학이다 / 박시우 지음. 어드북스, 2011

9) 바다음식을 먹으면 머리가 좋아진다 / 최진호 지음. 자유문학사, 1995; 34p

10) 체온1도가 내 몸을 살린다 / 사이토 마사시 지음. 나라원, 2010; 54p

11) 체온1도가 내 몸을 살린다 / 사이토 마사시 지음. 나라원, 2010; 52p, 195p

12) Seo, Min-Jung, et al. "Grateloupia lanceolata (Okamura) Kawaguchi, the Edible Red Seaweed, Inhibits Lipid Accumulation and Reactive Oxygen Species Production During Differentiation in 3T3-L1 Cells." Phytotherapy Research 27.5 (2013): 655~663.

13) Plants at the margin : ecological limits and climate change / R.M.M. Crawford. Cambridge; New York : Cambridge University Press, 2008; 373p

14) 바다음식을 먹으면 머리가 좋아진다 / 최진호 지음. 자유문학사, 1995; 34p

15) 바다음식을 먹으면 머리가 좋아진다 / 최진호 지음. 자유문학사, 1995; 70~71p

16) http://www.moneyweek.co.kr/news/mwView.php?no=2014082717518047147&outlink=1

17) 들풀에서 줍는 과학 / 김준민 지음. 서울 : 지성사, 2006; 114~115p

18) 神藥本草 後篇 / 金一勳 語錄. 서울 : 인산가, 1998; 250~251p

19) 神藥本草 前篇 / 金一勳 語錄. 서울 : 인산가, 1992; 800p

참고문헌

놀라온 생즙의 효능 / 고재섭 지음. 허브월드, 2003

大韓植物圖鑑 / 李昌福 著. 서울 : 鄕文社, 1989

(對譯 東醫寶鑑)동의보감 / 허준 지음 ; 윤석희, 김형준 외 옮김. 동의보감출판사, 2005

특강 동의보감 / 정행규 지음. 경남 : 동의보감출판사, 2007

들풀에서 줍는 과학 / 김준민 지음. 서울 : 지성사, 2006

물은 답을 알고 있다 / 에모토 마사루 지음. 더난 출판, 2008

바다음식을 먹으면 머리가 좋아진다 / 최진호 지음. 자유문학사, 1995

本草記 / 최철한 지음. 대성의학사, 2009

圖表 本草問答 / 唐宗海 저; 최철한 편역. 대성의학사, 2009

생명의 물, 우리 몸을 살린다 / 김현원 지음. 고려원북스, 2004

식물은 위대한 화학자 / 스티븐 해로드 뷔흐너 지음. 양문, 2013

식품재료학 / 홍진숙 지음. 교문사, 2012

神藥本草 前篇 / 金一勳 語錄. 서울 : 인산가, 1992

神藥本草 後篇 / 金一勳 語錄. 서울 : 인산가, 1998

우리가 꼭 알아야 할 생식이야기 99가지 / 김수경 지음. 출판명상, 2006

죽염은 과학이다 / 박시우 지음. 어드북스, 2011

中華本草 / 國家中醫藥管理局《中華本草》編委會. 上海：上海科學技術出版社, 1999

체온1도가 내 몸을 살린다 / 사이토 마사시 지음. 나라원, 2010

체온1도가 내 몸을 살린다(실천편) / 사이토 마사시 지음. 나라원, 2011

Alpine plant life : functional plant ecology of high mountain ecosystems / Christian Körner. Berlin ; New York : Springer-Verlag, 1999

Plants at the margin : ecological limits and climate change / R.M.M. Crawford. Cambridge; New York : Cambridge University Press, 2008

참고논문

Dousip, Amanda, et al. "Effect of seaweed mixture intake on plasma lipid and antioxidant profile of hyperholesterolaemic rats." Journal of Applied Phycology (2013): 1~10.

Seo, Min-Jung, et al. "Grateloupia lanceolata (Okamura) Kawaguchi, the Edible Red Seaweed, Inhibits Lipid Accumulation and Reactive Oxygen Species Production During Differentiation in 3T3-L1 Cells." Phytotherapy Research 27.5 (2013): 655~663.

Fürtig, Konrad, et al. "Sulphide utilization and injuries in hypoxic roots and rhizomes of common reed (Phragmites australis)." Folia Geobotanica 31.1 (1996): 143~151.

Grosse, Wolfgang, Hans Bernhard Büchel, and Helga Tiebel. "Pressurized ventilation in wetland plants." Aquatic Botany 39.1 (1991): 89~98.